CKD STUFE 3 KOCHBUCH FÜR SENIOREN

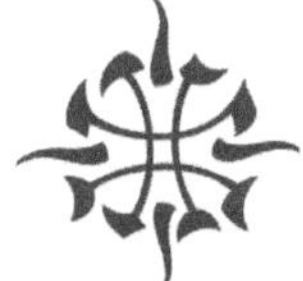

Einfache und schmackhafte Mahlzeiten, deren Rezepte arm an Natrium, Kalium und Phosphor sind. Rezepte/30-Tage-Speiseplan

Dr. Jose B. Willis

Kapitel 1

EINFÜHRUNG

Das Leben mit einer chronischen Nierenerkrankung kann einzigartige Herausforderungen mit sich bringen, und es ist wichtig, die Bedeutung einer nierenfreundlichen Ernährung zu verstehen. CKD im Stadium 3 weist auf eine mittelschwere Nierenschädigung hin und es wird immer wichtiger, die Ernährung so zu gestalten, dass die Nierenfunktion und die allgemeine Gesundheit unterstützt werden. Mit dem richtigen Ansatz können Sie dennoch eine große Auswahl an schmackhaften und sättigenden Mahlzeiten genießen und gleichzeitig Ihre Nieren schonen.

In diesem Kochbuch befassen wir uns mit den Ernährungsrichtlinien für CNE-Stadium 3 und heben die wichtigsten Nährstoffe hervor, die es zu begrenzen oder zu überwachen gilt, sowie diejenigen, die sich positiv auf Ihr Wohlbefinden auswirken. Sie werden entdecken, wie wichtig es ist, die Natrium-, Kalium- und Phosphoraufnahme zu kontrollieren und die Rolle von Protein, Flüssigkeitshaushalt und anderen essentiellen Nährstoffen bei der Behandlung von chronischer Nierenerkrankung zu verstehen.

Wir verstehen, dass das Kochen für CNI-Stadium 3 überwältigend sein kann, insbesondere wenn Sie an bestimmte Zutaten und Geschmacksrichtungen gewöhnt sind. Deshalb ist dieses Kochbuch hier, um Sie durch den Prozess zu führen und Ihnen nierenfreundliche Zutaten, Kochtechniken sowie geschmacksverstärkende Kräuter und Gewürze vorzustellen, die Ihre Mahlzeiten sowohl gesund als auch lecker machen können.

In diesem Buch finden Sie eine vielfältige Auswahl an Rezepten, die sorgfältig zusammengestellt wurden, um den Ernährungsbedürfnissen von Senioren mit CKD-Stadium 3 gerecht zu werden. Von nahrhaften Frühstücksoptionen bis hin zu sättigenden Hauptgerichten und köstlichen Desserts haben wir eine Reihe von Rezepten für jeden Geschmack zusammengestellt Geschmäcker und Ernährungspräferenzen. Jedes Rezept enthält detaillierte Anweisungen, Nährwertangaben und Serviervorschläge, damit Sie Ihre Mahlzeiten einfacher planen und den Überblick über Ihre Nährstoffaufnahme behalten können.

Denken Sie daran, dass dieses Kochbuch nicht den Rat Ihres Arztes oder registrierten Ernährungsberaters ersetzen soll. Es ist immer wichtig, einen Arzt zu konsultieren, um Ihren Ernährungsplan an Ihre spezifischen Bedürfnisse und Ihren Gesundheitszustand anzupassen.

Wir hoffen, dass dieses CKD-Kochbuch für Senioren im Stadium 3 eine wertvolle Ressource auf Ihrem Weg zur Erhaltung Ihrer Nierengesundheit und zum Genuss köstlicher Mahlzeiten wird. Lassen Sie uns gemeinsam auf dieses kulinarische Abenteuer eingehen und eine Welt voller Aromen entdecken, die Ihnen auf Ihrer CNE-Reise zum Erfolg verhelfen wird!

CNI-Stadium 3 verstehen:

Chronische Nierenerkrankung (CKD) ist eine fortschreitende Erkrankung, die durch einen allmählichen Verlust der Nierenfunktion im Laufe der Zeit gekennzeichnet ist. CKD wird in fünf Stadien eingeteilt, wobei Stadium 3 auf eine mittelschwere Nierenschädigung hinweist. Um die Erkrankung effektiv behandeln zu können, ist es wichtig, das CKD-Stadium 3 gut zu verstehen.

Im Stadium 3 funktionieren die Nieren noch, aber nicht so effizient, wie sie sollten. Dies bedeutet, dass sie möglicherweise Schwierigkeiten haben, Abfallprodukte und überschüssige Flüssigkeiten aus dem Körper zu filtern. In dieser Phase ist es wichtig, die Gesundheit Ihrer Nieren zu überwachen und zu verwalten, um weiteren Schäden vorzubeugen und das allgemeine Wohlbefinden aufrechtzuerhalten.

Eines der Hauptziele bei der Behandlung von CNI im Stadium 3 besteht darin, das Fortschreiten der Krankheit zu verlangsamen und die Nierenfunktion so lange wie möglich aufrechtzuerhalten. Dies kann durch Änderungen des Lebensstils, einschließlich einer nierenschonenden Ernährung, erreicht werden.

Ernährungsbedürfnisse von CNI-Patienten:

Wenn es um CNI-Stadium 3 geht, ist das Verständnis Ihrer Ernährungsbedürfnisse von größter Bedeutung. Eine nierenfreundliche Ernährung zielt darauf ab, die Belastung der Nieren zu minimieren und ein Gleichgewicht an essentiellen Nährstoffen aufrechtzuerhalten, um die allgemeine Gesundheit zu unterstützen. Lassen Sie uns näher auf die wichtigsten Ernährungsaspekte für CNI-Patienten eingehen:

1. Protein: Protein ist ein wichtiger Nährstoff für den Körper, aber im CKD-Stadium 3 ist es notwendig, die Proteinaufnahme zu überwachen. Eine übermäßige Proteinaufnahme kann die Nieren belasten. Eine ausreichende Menge an hochwertigem Protein ist jedoch nach wie vor unerlässlich für den Erhalt der Muskelmasse und die Unterstützung der allgemeinen Gesundheit. Ihr Arzt oder Ernährungsberater wird Sie bei der richtigen Proteinzufuhr für Ihre spezifischen Bedürfnisse beraten.

2. Natrium: Natrium, das häufig in Salz vorkommt, kann zu Flüssigkeitsansammlungen und hohem Blutdruck führen, was beides eine zusätzliche Belastung für die Nieren darstellen kann. Es ist wichtig, den Natriumgehalt Ihrer Ernährung zu begrenzen, indem Sie den Verzehr von verarbeiteten und verpackten Lebensmitteln reduzieren, da diese oft große Mengen an Natrium enthalten. Entscheiden Sie sich stattdessen für frische Zutaten und verleihen Sie Ihren Mahlzeiten mit Kräutern und Gewürzen mehr Geschmack.

3. Kalium: Im CKD-Stadium 3 können die Nieren Schwierigkeiten haben, das richtige Kaliumgleichgewicht im Körper aufrechtzuerhalten. Ein hoher Kaliumspiegel kann schädlich sein und zu Herzrhythmusstörungen und anderen Komplikationen führen. Es ist wichtig, die Kaliumaufnahme zu mäßigen, indem man kaliumreiche Lebensmittel wie Bananen, Orangen, Tomaten und Kartoffeln meidet. Ihr Arzt oder Ernährungsberater wird Sie hinsichtlich des für Ihre spezifischen Bedürfnisse geeigneten Kaliumspiegels beraten.

4. Phosphor: Die Nieren spielen eine entscheidende Rolle bei der Regulierung des Phosphorspiegels im Körper. Im CKD-Stadium 3 kann sich Phosphor ansammeln, was zu Knochen- und Herzproblemen führt. Es ist wichtig, phosphorreiche Lebensmittel wie Milchprodukte, Nüsse und verarbeitetes Fleisch einzuschränken. Darüber hinaus kann die Einnahme von Phosphatbindern, wie von Ihrem Arzt verordnet, zur Kontrolle des Phosphatspiegels beitragen.

5. Flüssigkeitshaushalt: Die Aufrechterhaltung eines ordnungsgemäßen Flüssigkeitshaushalts ist für Personen mit CKD-Stadium 3 von entscheidender Bedeutung. Ihr Arzt oder Ernährungsberater wird Sie bei der richtigen Flüssigkeitsaufnahme entsprechend Ihren spezifischen Bedürfnissen beraten und dabei Faktoren wie Urinausscheidung und das Vorhandensein anderer medizinischer Maßnahmen berücksichtigen Bedingungen.

Zusätzlich zu diesen wichtigen Überlegungen ist es wichtig, sich auf eine ausgewogene und abwechslungsreiche Ernährung zu konzentrieren, die eine Reihe von Früchten, Gemüse, Vollkornprodukten und gesunden Fetten umfasst. Diese liefern wichtige Vitamine, Mineralien und Antioxidantien, die die allgemeine Gesundheit und das Wohlbefinden unterstützen.

Denken Sie daran, dass die Ernährungsbedürfnisse jedes Einzelnen unterschiedlich sein können. Daher ist es wichtig, eng mit Ihrem Arzt oder einem registrierten Ernährungsberater zusammenzuarbeiten, um einen personalisierten Ernährungsplan zu entwickeln, der Ihren spezifischen

Anforderungen entspricht. Dabei werden Ihr allgemeiner Gesundheitszustand, Ihre Nierenfunktion und eventuelle andere Erkrankungen berücksichtigt.

Indem Sie Ihre Ernährungsbedürfnisse verstehen und fundierte Lebensmittelentscheidungen treffen, können Sie eine aktive Rolle bei der Bewältigung des CKD-Stadiums 3 übernehmen und Ihr allgemeines Wohlbefinden fördern. In den folgenden Kapiteln dieses Kochbuchs finden Sie köstliche Rezepte, die auf die Ernährungsaspekte für CNI-Stadium 3 abgestimmt sind und Ihnen dabei helfen, nahrhafte und nierenfreundliche Mahlzeiten zuzubereiten.

So verwenden Sie dieses Kochbuch:

Dieses Kochbuch ist als praktischer Leitfaden für Senioren mit CNE-Stadium 3 und ihre Betreuer konzipiert. Hier sind einige Tipps, wie Sie dieses Kochbuch optimal nutzen können:

1. Machen Sie sich mit den Rezepten vertraut: Nehmen Sie sich etwas Zeit, die Rezepte durchzublättern und sich mit der Vielfalt der enthaltenen Gerichte vertraut zu machen. Notieren Sie sich die Rezepte, die Ihr Interesse wecken und zu Ihren Ernährungsvorlieben passen.

2. Lesen Sie die Rezeptanweisungen: Bevor Sie mit einem Rezept beginnen, lesen Sie die Anweisungen sorgfältig durch. Machen Sie sich mit den erforderlichen Kochtechniken und Geräten vertraut. Dies hilft Ihnen, Ihre Zeit zu planen und einen reibungslosen Garvorgang zu gewährleisten.

3. Beachten Sie die Portionsgrößen: Jedes Rezept in diesem Kochbuch enthält Portionsgrößen und Nährwertangaben. Achten Sie auf die Portionsgrößen, um sicherzustellen, dass Sie die richtigen Portionen zu sich nehmen, die Ihren Ernährungsbedürfnissen entsprechen.

4. Passen Sie die Rezepte an: Sie können die Rezepte jederzeit an Ihre Geschmackspräferenzen und Ernährungsbedürfnisse anpassen. Wenn Sie

Zutatenmengen ändern oder Substitutionen vornehmen müssen, lesen Sie den Abschnitt über Zutatensubstitutionen und -modifikationen als Anleitung.

5. Planen Sie Ihre Mahlzeiten: Nutzen Sie dieses Kochbuch als Hilfsmittel, um Ihre Mahlzeiten für die Woche zu planen. Notieren Sie sich die Rezepte, die Sie ausprobieren möchten, und erstellen Sie eine entsprechende Einkaufsliste. Eine vorausschauende Planung kann Ihnen helfen, organisiert zu bleiben und sicherzustellen, dass Sie alle notwendigen Zutaten zur Hand haben.

6. Experimentieren und anpassen: Scheuen Sie sich nicht, den Rezepten Ihre ganz persönliche Note zu verleihen. Verwenden Sie Kräuter, Gewürze und Gewürze, um den Geschmack zu verstärken und die Gerichte für Ihren Gaumen angenehmer zu machen. Kochen soll ein kreatives und genussvolles Erlebnis sein!

7. Behalten Sie die Nährstoffe im Auge: Wenn Sie Ihre Nährstoffaufnahme genau überwachen, möchten Sie möglicherweise ein Ernährungstagebuch führen oder einen registrierten Ernährungsberater konsultieren. Dies wird Ihnen helfen, Ihren Natrium-, Kalium-, Phosphor- und Proteinverbrauch zu verfolgen und sicherzustellen, dass Sie innerhalb der empfohlenen Grenzwerte bleiben.

Tipps zum Kochen mit CKD:

Das Kochen unter Berücksichtigung der CKD-Stufe 3 erfordert einige besondere Überlegungen. Hier sind einige Tipps, die Sie bei der Zubereitung nierenfreundlicher Mahlzeiten beachten sollten:

1. Konserven ausspülen: Wenn Sie Konserven wie Bohnen oder Gemüse verwenden, spülen Sie diese gründlich unter fließendem Wasser ab, um den Natriumgehalt zu reduzieren.

2. Lebensmittel mit hohem Kaliumgehalt einweichen: Wenn Sie kaliumreiches Gemüse wie Kartoffeln oder Winterkürbis verwenden, sollten Sie es in Betracht ziehen, es einige Stunden lang in Wasser einzuweichen, um den Kaliumgehalt zu reduzieren.

3. Entscheiden Sie sich für frische Zutaten: Wenn möglich, bevorzugen Sie frische Zutaten gegenüber verarbeiteten oder verpackten Lebensmitteln. Frisches Obst, Gemüse und mageres Eiweiß enthalten im Allgemeinen weniger Natrium und andere Zusatzstoffe.

4. Verwenden Sie Kräuter und Gewürze: Um den Geschmack Ihrer Mahlzeiten zu verbessern, ohne auf Salz angewiesen zu sein, experimentieren Sie mit Kräutern und Gewürzen. Optionen wie Knoblauch, Ingwer, Kurkuma, Rosmarin und Basilikum können Ihren Gerichten Tiefe und Geschmack verleihen.

5. Üben Sie die Portionskontrolle: Achten Sie auf die Portionsgrößen, um zu viel Essen zu vermeiden. Verwenden Sie Messbecher oder eine Lebensmittelwaage, um sicherzustellen, dass Sie angemessene Mengen an Proteinen, Getreide und anderen Zutaten zu sich nehmen.

Zutatenersetzungen und -modifikationen:

Manchmal müssen Sie die Rezepte möglicherweise ersetzen oder modifizieren, um sie an Ihre Ernährungsbedürfnisse oder die Verfügbarkeit der Zutaten anzupassen. Hier sind einige häufige Zutatenaustausche, die Sie in Betracht ziehen können:

1. Salzersatz: Wenn Sie den Natriumgehalt begrenzen müssen, versuchen Sie es mit Salzersatz oder Kräutern und Gewürzen, um Ihren Gerichten Geschmack zu verleihen.

2. Kaliumarme Substitutionen: Kaliumreiche Zutaten wie Bananen, Tomaten oder Orangen können Sie durch kaliumärmere Produkte wie Äpfel, Gurken oder Beeren ersetzen.

3. Phosphorkontrolle: Wenn Sie Phosphor begrenzen müssen, wählen Sie anstelle von normaler Kuhmilch phosphorarme Milchalternativen wie Mandelmilch, Reismilch oder Kokosmilch.

4. Proteinmodifikationen: Wenn Sie Ihre Proteinzufuhr anpassen müssen, wenden Sie sich an Ihren Arzt oder Ernährungsberater, um Ratschläge zur Auswahl geeigneter Proteinquellen und Portionsgrößen zu erhalten.

Denken Sie daran, dass es wichtig ist, Ihren Arzt oder registrierten Ernährungsberater zu konsultieren, bevor Sie wesentliche Änderungen an Ihrer Ernährung vornehmen. Sie können personalisierte Empfehlungen geben und sicherstellen, dass Sie die richtigen Entscheidungen für Ihre spezifischen Bedürfnisse treffen.

Indem Sie die Anleitungen in diesem Kochbuch befolgen, Tipps zum Kochen mit CKD einbeziehen und notwendige Zutaten ersetzen oder modifizieren, können Sie sicher nierenfreundliche Mahlzeiten zubereiten, die sowohl lecker sind als auch Ihre allgemeine Gesundheit unterstützen. Genießen Sie Ihre kulinarische Reise.

CNI-Stadium-3-Speiseplan für Senioren

Immer daran denken:

- Begrenzen Sie die Natriumaufnahme auf etwa 1.500 mg pro Tag.
- Überwachen Sie die Kalium- und Phosphoraufnahme gemäß den Anweisungen Ihres Arztes.
- Wählen Sie Vollkorn anstelle von raffiniertem Getreide.
- Nehmen Sie reichlich Obst und Gemüse zu sich (achten Sie bei manchen auf den Kaliumgehalt).
- Verwenden Sie für den Geschmack Kräuter und Gewürze anstelle von Salz.
- Trinken Sie über den Tag verteilt viel Wasser (es sei denn, Ihr Arzt hat die Flüssigkeitszufuhr eingeschränkt).

Tag 1:

- **Frühstück:** Rührei mit gehackten Tomaten und Spinat, Vollkorntoast mit Avocado
- **Mittagessen:** Gegrillter Hühnersalat mit gemischtem Gemüse, natriumarmer Vinaigrette und Apfelscheiben
- **Abendessen:** Gebackener Lachs mit geröstetem Spargel und braunem Reis

Tag 2:

- **Frühstück:** Haferflocken mit Beeren und einer Prise gehackter Nüsse
- **Mittagessen:** Vegetarische Linsensuppe mit Vollkornbrot, Beilagensalat
- **Abendessen:** Puten-Chili mit natriumarmen Kidneybohnen und Maisbrot (hergestellt mit einem Kaliumersatz)

Tag 3:

- **Frühstück:** Vollkornpfannkuchen mit Blaubeeren und fettarmem Joghurt
- **Mittagessen:** Thunfischsalat-Sandwich auf Vollkornbrot mit Salat und Tomate, Beilagensalat
- **Abendessen:** Gebratenes Hähnchen mit braunen Reisnudeln und gemischtem Gemüse (kaliumarme Optionen empfohlen)

Tag 4:

- **Frühstück:** Smoothie aus fettarmem Joghurt, Banane und Spinat
- **Mittagessen:** Schwarze-Bohnen-Burger auf Vollkornbrötchen mit Süßkartoffel-Pommes
- **Abendessen:** Gebackener Kabeljau mit geröstetem Rosenkohl und Quinoa

Tag 5:

- **Frühstück:** Pochierte Eier auf Vollkorntoast mit Avocadoscheiben
- **Mittagessen:** Hühnchen-Caesar-Salat mit einem leichten, natriumarmen Dressing
- **Abendessen:** Vegetarisches Chili mit gehacktem Gemüse und braunem Reis

Tag 6:

- **Frühstück:** Vollkornpfannkuchen mit Apfelmus und einer Prise Zimt
- **Mittagessen:** Übrig gebliebene Hähnchenpfanne vom dritten Tag
- **Abendessen:** Gebackener Lachs mit gedünstetem Brokkoli und braunem Reis

Tag 7:

- **Frühstück:** Rührei mit gehackten Pilzen und Zwiebeln, Vollkorntoast
- **Mittagessen:** Hühnersalat-Sandwich auf Vollkornbrot mit Salat und Tomaten, Karottenstifte
- **Abendessen:** Vegetarische Lasagne aus Vollkornnudeln und natriumarmem Ricotta-Käse (auf Kaliumgehalt im Gemüse achten)

Tag 8:

- **Frühstück:** Haferflocken mit gehackten Nüssen und einem Schuss Honig
- **Mittagessen:** Thunfisch-Nudel-Auflauf aus Vollkornnudeln und natriumarmer Pilzcremesuppe

- **Abendessen:** Putenfleischbällchen mit Marinara-Sauce und Vollkornspaghetti

Tag 9:

- **Frühstück:** Vollkornwaffeln mit Bananenscheiben und fettarmem Joghurt
- **Mittagessen:** Übrig gebliebenes vegetarisches Chili vom 5. Tag
- **Abendessen:** Gebackene Hähnchenbrust mit gerösteten Süßkartoffeln und grünen Bohnen

Tag 10:

- **Frühstück:** Smoothie aus fettarmem Joghurt, Beeren und Spinat
- **Mittagessen:** Hühnersalat mit gemischtem Gemüse, natriumarmer Vinaigrette, Birnenscheiben
- **Abendessen:** Gebackener Fisch mit geröstetem Blumenkohl und Quinoa

Tag 11:

- **Frühstück:** Vollkornpfannkuchen mit Ricotta-Käse und Pfirsichen
- **Mittagessen:** Linsensuppe mit Beilagensalat und Vollkorncrackern
- **Abendessen:** Gebackener Kabeljau mit gerösteten Zucchini und Quinoa

Tag 12:

- **Frühstück:** Rührei mit gehackter Paprika und Zwiebeln, Vollkorntoast
- **Mittagessen:** Hühnchen-Caesar-Salat mit einem leichten, natriumarmen Dressing und Vollkorn-Croutons (auf Kalium beim Dressing achten)

- **Abendessen:** Vegetarisches Chili mit braunem Reis und einem
  Klecks fettarmer Sauerrahm (vermeiden Sie kaliumreiche
  Optionen)

Tag 13:

- **Frühstück:** Haferflocken mit gehackter Birne und einer Prise
  Zimt
- **Mittagessen:** Truthahn-Gemüse-Wrap auf einer Vollkorn-Tortilla
  mit Hummus
- **Abendessen:** Gebackener Lachs mit gedünstetem Spargel und
  braunem Reis

Tag 14:

- **Frühstück:** Smoothie aus fettarmem Joghurt, Banane und Spinat
- **Mittagessen:** Übrig gebliebenes vegetarisches Chili vom 11. Tag
- **Abendessen:** Gebratenes Hähnchen mit braunem Reis und
  kaliumarmem Gemüse (Brokkoli, Karotten)

Tag 15:

- **Frühstück:** Pochierte Eier auf Vollkorntoast mit
  Avocadoscheiben
- **Mittagessen:** Thunfischsalat-Sandwich auf Vollkornbrot mit
  Salat und Tomate, Beilagensalat
- **Abendessen:** Vegetarische Lasagne mit Vollkornnudeln und
  natriumarmem Ricotta-Käse (Kaliumgehalt im Gemüse beachten)

Tag 16:

- **Frühstück:** Vollkornpfannkuchen mit Apfelmus und einer Prise
  Zimt
- **Mittagessen:** Übrig gebliebene Hähnchenpfanne vom 14. Tag

- **Abendessen:** Gebackener Kabeljau mit geröstetem Rosenkohl und Quinoa

Tag 17:

- **Frühstück:** Rührei mit gehackten Pilzen und Spinat, Vollkorntoast
- **Mittagessen:** Hühnernudelsuppe mit Vollkornnudeln (natriumarme Brühe) und einem Beilagensalat
- **Abendessen:** Putenfleischbällchen mit Marinara-Sauce und Vollkornspaghetti

Tag 18:

- **Frühstück:** Haferflocken mit gehackten Nüssen und einem Schuss Honig
- **Mittagessen:** Thunfischschmelze auf Vollkornbrot mit natriumarmem Käse (Kaliumgehalt beachten)
- **Abendessen:** Gebackene Hähnchenbrust mit gerösteten Süßkartoffeln und grünen Bohnen

Tag 19:

- **Frühstück:** Smoothie aus fettarmem Joghurt, Beeren und Spinat
- **Mittagessen:** Hühnersalat mit gemischtem Gemüse, natriumarmer Vinaigrette, Birnenscheiben
- **Abendessen:** Gebackener Fisch mit geröstetem Blumenkohl und Quinoa

Tag 20:

- **Frühstück:** Vollkornwaffeln mit Bananenscheiben und fettarmem Joghurt
- **Mittagessen:** Linsensuppe mit Beilagensalat und Vollkorncrackern

- **Abendessen:** Vegetarisches Chili mit braunem Reis und einer Prise geriebenem Parmesan (vermeiden Sie kaliumreiche Optionen)

Tag 21:

- **Frühstück:** Vollkornmuffins mit Blaubeeren und einer Prise gehackter Nüsse
- **Mittagessen:** Hühnchen-Caesar-Salat mit einem leichten, natriumarmen Dressing und Vollkorn-Croutons (auf Kalium beim Dressing achten)
- **Abendessen:** Gebackener Lachs mit geröstetem Spargel und Quinoa

Tag 22:

- **Frühstück:** Rührei mit gehackten Tomaten und Spinat, Vollkorntoast
- **Mittagessen:** Truthahn-Gemüse-Wrap auf einer Vollkorn-Tortilla mit Hummus
- **Abendessen:** Vegetarisches Chili mit braunem Reis und einem Klecks fettarmer Sauerrahm (vermeiden Sie kaliumreiche Optionen)

Tag 23:

- **Frühstück:** Haferflocken mit gehacktem Apfel und einer Prise Zimt
- **Mittagessen:** Thunfischsalat-Sandwich auf Vollkornbrot mit Salat und Tomate, Beilagensalat
- **Abendessen:** Gebratenes Hähnchen mit braunen Reisnudeln und kaliumarmem Gemüse (Brokkoli, Karotten)

Tag 24:

- **Frühstück:** Smoothie aus fettarmem Joghurt, Banane und Spinat
- **Mittagessen:** Übrig gebliebenes vegetarisches Chili vom 22. Tag
- **Abendessen:** Gebackener Kabeljau mit geröstetem Rosenkohl und Quinoa

Tag 25:

- **Frühstück:** Pochierte Eier auf Vollkorntoast mit Avocadoscheiben
- **Mittagessen:** Hühnernudelsuppe mit Vollkornnudeln (natriumarme Brühe) und einem Beilagensalat
- **Abendessen:** Putenfleischbällchen mit Marinara-Sauce und Vollkornspaghetti

Tag 26:

- **Frühstück:** Vollkornpfannkuchen mit Ricotta-Käse und Pfirsichen
- **Mittagessen:** Übrig gebliebene Hähnchenpfanne vom 23. Tag
- **Abendessen:** Gebackene Hähnchenbrust mit gerösteten Süßkartoffeln und grünen Bohnen

Tag 27:

- **Frühstück:** Rührei mit gehackten Pilzen und Zwiebeln, Vollkorntoast
- **Mittagessen:** Linsensuppe mit Beilagensalat und Vollkorncrackern
- **Abendessen:** Vegetarische Lasagne mit Vollkornnudeln und natriumarmem Ricotta-Käse (Kaliumgehalt im Gemüse beachten)

Tag 28:

- **Frühstück:** Haferflocken mit gehackten Nüssen und einem Schuss Honig

- **Mittagessen:** Thunfischschmelze auf Vollkornbrot mit natriumarmem Käse (Kaliumgehalt beachten)
- **Abendessen:** Gebackener Fisch mit geröstetem Blumenkohl und Quinoa

Tag 29:

- **Frühstück:** Smoothie aus fettarmem Joghurt, Beeren und Spinat
- **Mittagessen:** Hühnersalat mit gemischtem Gemüse, natriumarmer Vinaigrette, Birnenscheiben
- **Abendessen:** Vegetarisches Chili mit braunem Reis und einer Prise geriebenem Parmesan (vermeiden Sie kaliumreiche Optionen)

Tag 30:

- **Frühstück:** Vollkornwaffeln mit Bananenscheiben und fettarmem Joghurt
- **Mittagessen:** Rührei mit gehackter Paprika und Zwiebeln, Vollkorntoast
- **Abendessen:** Gebackener Lachs mit gedünstetem Spargel und braunem Reis

Genießen Sie diese köstlichen Portionen köstlicher und nahrhafter Mahlzeiten, die Ihr CNI-Management unterstützen sollen!

Kapitel 2:

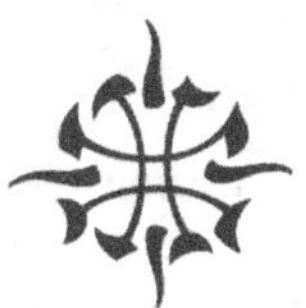

Haferflocken mit frischen Beeren:

Zubereitungszeit: 5 Minuten

Kochzeit: 10 Minuten

Portionen: 2

Zutaten:

- 1 Tasse Haferflocken

- 2 Tassen Wasser

- Prise Salz

- 1/2 Tasse frische Beeren (wie Blaubeeren, Erdbeeren oder Himbeeren)

- 1 Esslöffel gehackte Nüsse (optional)

- 1 Esslöffel Honig oder ein zuckerarmes Süßungsmittel (optional)

Richtungen:

1. In einem Topf Wasser zum Kochen bringen.

2. Fügen Sie die Haferflocken und eine Prise Salz hinzu. Reduzieren Sie die Hitze auf eine niedrige Stufe und lassen Sie es unter gelegentlichem Rühren 5–7 Minuten köcheln, bis die Haferflocken gar sind und die gewünschte Konsistenz erreicht haben.

3. Die Haferflocken vom Herd nehmen und auf zwei Schüsseln verteilen.

4. Belegen Sie jede Schüssel mit frischen Beeren und gehackten Nüssen, falls gewünscht.

5. Nach Belieben mit Honig oder einem Süßstoff mit niedrigem Zuckergehalt beträufeln.

6. Warm servieren und genießen!

Nährwerte (pro Portion):

- Kalorien: 200

- Protein: 6g

- Kohlenhydrate: 36g

- Fett: 4g

- Ballaststoffe: 5 g

Rührei mit Spinat:

Zubereitungszeit: 5 Minuten

Kochzeit: 10 Minuten

Portionen: 2

Zutaten:

- 4 große Eiweiße

- 1 Tasse frische Spinatblätter

- 1 Esslöffel Olivenöl

- Salz und Pfeffer nach Geschmack

Richtungen:

1. In einer mittelgroßen Schüssel das Eiweiß schaumig schlagen. Mit Salz und Pfeffer würzen.

2. Olivenöl in einer beschichteten Pfanne bei mittlerer Hitze erhitzen.

3. Die Spinatblätter dazugeben und 1–2 Minuten anbraten, bis sie zusammengefallen sind.

4. Das geschlagene Eiweiß mit dem Spinat in die Pfanne geben.

5. Unter leichtem Rühren kochen, bis die Eier gar sind und die gewünschte Konsistenz erreicht haben.

6. Vom Herd nehmen und heiß servieren.

Nährwert (pro Portion):

- Kalorien: 80

- Protein: 14g

- Kohlenhydrate: 1g

- Fett: 2g

- Faser: 0g

Smoothie mit niedrigem Phosphorgehalt:

Zubereitungszeit: 5 Minuten

Portionen: 1

Zutaten:

- 1 Tasse ungesüßte Mandelmilch

- 1/2 Tasse gefrorene Beeren (z. B. Erdbeeren, Blaubeeren oder Himbeeren)

- 1/2 kleine Banane

- 1 Esslöffel Mandelbutter

- Eiswürfel (optional)

Richtungen:

1. In einem Mixer Mandelmilch, gefrorene Beeren, Banane und Mandelbutter vermischen.

2. Mixen, bis eine glatte und cremige Masse entsteht.

3. Falls gewünscht, ein paar Eiswürfel hinzufügen und erneut mixen, bis alles gut vermischt und gekühlt ist.

4. In ein Glas füllen und genießen!

Nährwert (pro Portion):

- Kalorien: 250

- Protein: 6g

- Kohlenhydrate: 28g

- Fett: 15g

- Faser: 7g

Apfel Zimt Muffins:

Zubereitungszeit: 15 Minuten

Kochzeit: 25 Minuten

Portionen: 12 Muffins

Zutaten:

- 2 Tassen Allzweckmehl

- 1 Teelöffel Backpulver

- 1/2 Teelöffel Backpulver

- 1/2 Teelöffel gemahlener Zimt

- 1/4 Teelöffel Salz

- 2 große Eier

- 1/2 Tasse ungesüßtes Apfelmus

- 1/2 Tasse fettarmer Naturjoghurt

- 1/4 Tasse Honig oder ein zuckerarmes Süßungsmittel

- 1 Teelöffel Vanilleextrakt

- 1 mittelgroßer Apfel, geschält und gewürfelt

Richtungen:

1. Heizen Sie den Ofen auf 175 °C (350 °F) vor. Ein Muffinblech mit Papierförmchen auslegen oder die Förmchen leicht einfetten.

2. In einer großen Schüssel Mehl, Backpulver, Natron, Zimt und Salz vermischen.

3. In einer anderen Schüssel Eier, Apfelmus, Joghurt, Honig und Vanilleextrakt gut verrühren.

4. Die feuchten Zutaten zu den trockenen Zutaten gießen und verrühren, bis alles gut vermischt ist. Nicht zu viel mischen.

5. Den gewürfelten Apfel vorsichtig unterheben.

6. Den Teig gleichmäßig auf die Muffinförmchen verteilen und jede zu etwa 3/4 füllen.

7. 20–25 Minuten backen oder bis ein Zahnstocher, der in die Mitte eines Muffins gesteckt wird, sauber herauskommt.

8. Aus dem Ofen nehmen und einige Minuten in der Pfanne abkühlen lassen, bevor es zum vollständigen Abkühlen auf einen Rost gelegt wird.

Nährwert (pro Muffin):

- Kalorien: 130

- Protein: 3g

- Kohlenhydrate: 27g

- Fett: 1g

- Ballaststoffe: 1g

Reisbrei mit Mandelmilch:

Zubereitungszeit: 5 Minuten

Kochzeit: 30 Minuten

Portionen: 2

Zutaten:

- 1/2 Tasse weißer Reis

- 2 Tassen ungesüßte Mandelmilch

- 1 Esslöffel Honig oder ein zuckerarmes Süßungsmittel

- 1/4 Teelöffel gemahlener Zimt

- 1/4 Teelöffel Vanilleextrakt

- Mandelblättchen zum Garnieren (optional)

Richtungen:

1. Spülen Sie den Reis unter kaltem Wasser ab, bis das Wasser klar ist.

2. In einem Topf den abgespülten Reis und die Mandelmilch vermischen. Bei mittlerer Hitze zum Kochen bringen.

3. Reduzieren Sie die Hitze auf eine niedrige Stufe, decken Sie den Topf ab und lassen Sie ihn unter gelegentlichem Rühren etwa 25–30 Minuten köcheln, bis der Reis gar ist und die Mischung zu einer Brei-Konsistenz eingedickt ist.

4. Honig, gemahlenen Zimt und Vanilleextrakt unterrühren.

5. Vom Herd nehmen und etwas abkühlen lassen.

6. Den Reisbrei warm servieren, auf Wunsch mit Mandelblättchen garniert.

Nährwert (pro Portion):

- Kalorien: 220

- Protein: 4g

- Kohlenhydrate: 43g

- Fett: 4g

- Ballaststoffe: 1g

Zubereitungszeit: 10 Minuten

Kochzeit: 10 Minuten

Portionen: 2 (6 kleine Pfannkuchen)

Zutaten:

- 1 reife Banane, zerdrückt

- 2 große Eier

- 1/2 Teelöffel Vanilleextrakt

- 1/2 Tasse Vollkornmehl

- 1/2 Teelöffel Backpulver

- Prise Salz

- Kochspray oder eine kleine Menge Öl zum Einfetten der Pfanne

Richtungen:

1. In einer Schüssel die zerdrückte Banane, die Eier und den Vanilleextrakt verrühren, bis alles gut vermischt ist.

2. In einer separaten Schüssel Vollkornmehl, Backpulver und Salz vermischen.

3. Die trockenen Zutaten zu den feuchten Zutaten geben und verrühren, bis alles gut vermischt ist. Nicht zu viel mischen.

4. Eine beschichtete Pfanne oder Grillplatte bei mittlerer Hitze erhitzen. Leicht mit Kochspray oder einer kleinen Menge Öl bestreichen.

5. Gießen Sie für jeden Pfannkuchen 1/4 Tasse des Pfannkuchenteigs in die Pfanne.

6. 2-3 Minuten kochen lassen, bis sich auf der Oberfläche Blasen bilden. Die Pfannkuchen umdrehen und weitere 1-2 Minuten goldbraun backen.

7. Wiederholen Sie den Vorgang mit dem restlichen Teig.

8. Servieren Sie die Bananenpfannkuchen warm mit den gewünschten Toppings wie frischen Beeren oder einem Schuss Honig.

Nährwert (pro Portion, 3 kleine Pfannkuchen):

- Kalorien: 200

- Protein: 8g

- Kohlenhydrate: 33g

- Fett: 5g

- Faser: 4g

Griechischer Joghurt mit Honig und Erdbeeren:

Zubereitungszeit: 5 Minuten

Portionen: 1

Zutaten:

- 1/2 Tasse griechischer Joghurt

- 1 Esslöffel Honig oder ein zuckerarmes Süßungsmittel

- 1/2 Tasse frische Erdbeeren, in Scheiben geschnitten

Richtungen:

1. Geben Sie den griechischen Joghurt in eine Schüssel.

2. Den Joghurt mit Honig beträufeln.

3. Mit geschnittenen Erdbeeren belegen.

4. Mischen Sie die Zutaten vorsichtig miteinander.

5. Genießen Sie den griechischen Joghurt mit Honig und Erdbeeren als nahrhafte und erfrischende Snack- oder Frühstücksoption.

Nährwert (pro Portion):

- Kalorien: 150

- Protein: 12g

- Kohlenhydrate: 23g

- Fett: 2g

- Ballaststoffe: 2g

Avocado-Toast auf Vollkornbrot:

Zubereitungszeit: 5 Minuten

Portionen: 1

Zutaten:

- 1 Scheibe Vollkornbrot, geröstet

- 1/2 reife Avocado

- Prise Salz

- Prise schwarzer Pfeffer

- Optionale Toppings: Tomatenscheiben, Sprossen oder ein Spritzer Zitronensaft

Richtungen:

1. Die Scheibe Vollkornbrot goldbraun rösten.

2. Die reife Avocado halbieren, den Kern entfernen und das Fruchtfleisch in eine Schüssel geben.

3. Die Avocado mit einer Gabel zerdrücken, bis eine glatte Masse entsteht.

4. Verteilen Sie die zerdrückte Avocado auf dem gerösteten Brot.

5. Mit einer Prise Salz und schwarzem Pfeffer bestreuen.

6. Fügen Sie nach Wunsch optionale Toppings wie Tomatenscheiben, Sprossen oder einen Spritzer Zitronensaft hinzu.

7. Servieren Sie den Avocado-Toast als gesundes und sättigendes Frühstück oder Snack.

Nährwerte (pro Portion):

- Kalorien: 200

- Protein: 5g

- Kohlenhydrate: 20g

- Fett: 12g

- Faser: 7g

Blaubeer-Frühstücks-Quinoa:

Zubereitungszeit: 5 Minuten

Kochzeit: 20 Minuten

Portionen: 2

Zutaten:

- 1/2 Tasse Quinoa, abgespült

- 1 Tasse Wasser

- 1/2 Tasse frische oder gefrorene Blaubeeren

- 1 Esslöffel Honig oder ein zuckerarmes Süßungsmittel

- 1/4 Teelöffel Vanilleextrakt

- Optionale Toppings: gehobelte Mandeln, Kokosraspeln oder eine Prise Zimt

Richtungen:

1. In einem Topf die abgespülte Quinoa und das Wasser vermischen. Bei mittlerer Hitze zum Kochen bringen.

2. Reduzieren Sie die Hitze auf eine niedrige Stufe, decken Sie den Topf ab und lassen Sie das Ganze etwa 15 bis 20 Minuten lang köcheln, bis die Quinoa gar ist und das Wasser aufgesogen ist.

3. Vom Herd nehmen und abgedeckt 5 Minuten ruhen lassen.

4. Den Quinoa mit einer Gabel auflockern.

5. Blaubeeren, Honig und Vanilleextrakt unterrühren.

6. Servieren Sie das Blaubeer-Frühstücks-Quinoa warm und fügen Sie optional Toppings wie Mandelblättchen, Kokosraspeln oder eine Prise Zimt für zusätzlichen Geschmack und Textur hinzu.

Nährwert (pro Portion):

- Kalorien: 200

- Protein: 6g

- Kohlenhydrate: 39g

- Fett: 3g

- Faser: 4g

Gewürztes Birnenkompott:

Zubereitungszeit: 10 Minuten

Kochzeit: 15 Minuten

Portionen: 2

Zutaten:

- 2 reife Birnen, geschält, entkernt und gewürfelt

- 1 Esslöffel Honig oder ein zuckerarmes Süßungsmittel

- 1/2 Teelöffel gemahlener Zimt

- 1/4 Teelöffel gemahlener Ingwer

- Prise Muskatnuss

- 1/4 Tasse Wasser

- 1 Esslöffel Zitronensaft

Richtungen:

1. In einem Topf die gewürfelten Birnen, Honig, gemahlenen Zimt, gemahlenen Ingwer, Muskatnuss, Wasser und Zitronensaft vermischen.

2. Bei mittlerer Hitze unter gelegentlichem Rühren etwa 10–15 Minuten kochen, oder bis die Birnen weich sind und die Mischung eingedickt ist.

3. Vom Herd nehmen und etwas abkühlen lassen.

4. Servieren Sie das gewürzte Birnenkompott warm als Belag für Haferflocken, Joghurt, Pfannkuchen oder Toast.

Nährwerte (pro Portion):

- Kalorien: 80

- Protein: 1g

- Kohlenhydrate: 21g

- Fett: 0g

- Faser: 4g

Tofu-Rührei mit Gemüse:

Zubereitungszeit: 10 Minuten

Kochzeit: 15 Minuten

Portionen: 2

Zutaten:

- 8 Unzen fester Tofu, abgetropft und zerkrümelt

- 1 Esslöffel Olivenöl

- 1/2 kleine Zwiebel, gewürfelt

- 1/2 Paprika, gewürfelt

- 1/2 Tasse geschnittene Champignons

- 1/2 Tasse Spinatblätter

- 1/2 Teelöffel gemahlener Kurkuma

- 1/2 Teelöffel gemahlener Kreuzkümmel

- Salz und Pfeffer nach Geschmack

- Optionale Toppings: gewürfelte Tomaten, Avocadoscheiben oder gehackte frische Kräuter

Richtungen:

1. Olivenöl in einer Pfanne bei mittlerer Hitze erhitzen.

2. Die gewürfelten Zwiebeln, Paprika und Pilze in die Pfanne geben. 5 Minuten anbraten, bis das Gemüse weich ist.

3. Den zerbröckelten Tofu, gemahlene Kurkuma, gemahlenen Kreuzkümmel, Salz und Pfeffer in die Pfanne geben. Zum Kombinieren gut umrühren.

4. Weitere 5–7 Minuten unter gelegentlichem Rühren kochen, bis der Tofu durchgewärmt und leicht gebräunt ist.

5. Die Spinatblätter hinzufügen und weitere 2 Minuten kochen, bis sie zusammengefallen sind.

6. Vom Herd nehmen und das Tofu-Rührei heiß servieren.

7. Mit optionalen Toppings wie gewürfelten Tomaten, Avocadoscheiben oder gehackten frischen Kräutern belegen, um ihm mehr Frische und Geschmack zu verleihen.

Nährwerte (pro Portion):

- Kalorien: 150

- Protein: 12g

- Kohlenhydrate: 8g

- Fett: 9g

- Faser: 3g

Süßkartoffel-Rash Browns:

Zubereitungszeit: 10 Minuten

Kochzeit: 20 Minuten

Portionen: 2

Zutaten:

- 1 große Süßkartoffel, geschält und gerieben

- 1/2 kleine Zwiebel, fein gewürfelt

- 1 Esslöffel Olivenöl

- 1/2 Teelöffel Paprika

- 1/4 Teelöffel Knoblauchpulver

- Salz und Pfeffer nach Geschmack

Richtungen:

1. Legen Sie die geriebene Süßkartoffel in ein sauberes Küchentuch und drücken Sie überschüssige Feuchtigkeit aus.

2. In einer großen Schüssel geriebene Süßkartoffeln, Zwiebelwürfel, Paprika, Knoblauchpulver, Salz und Pfeffer vermischen. Gut mischen.

3. Olivenöl in einer Pfanne bei mittlerer Hitze erhitzen.

4. Die Süßkartoffelmischung in die Pfanne geben und leicht andrücken, sodass eine Schicht entsteht.

5. Etwa 10-12 Minuten kochen, bis der Boden goldbraun ist.

6. Drehen Sie die Rösti vorsichtig mit einem Spatel um und kochen Sie sie weitere 8–10 Minuten, bis die andere Seite goldbraun und knusprig ist.

7. Vom Herd nehmen und die Süßkartoffel-Rösti heiß als köstliche und nahrhafte Frühstücksbeilage servieren.

Nährwert (pro Portion):

- Kalorien: 150

- Protein: 2g

- Kohlenhydrate: 20g

- Fett: 7g

- Faser: 4g

Cranberry-Mandel-Frühstücksriegel:

Zubereitungszeit: 15 Minuten

Kochzeit: 25 Minuten

Portionen: 9 Riegel

Zutaten:

- 1 1/2 Tassen altmodische Haferflocken

- 1/2 Tasse Mandelmehl

- 1/4 Tasse getrocknete Preiselbeeren

- 1/4 Tasse gehobelte Mandeln

- 1/4 Tasse Honig oder ein zuckerarmes Süßungsmittel

- 2 Esslöffel Mandelbutter

- 1 Esslöffel geschmolzenes Kokosöl

- 1/2 Teelöffel Vanilleextrakt

- 1/4 Teelöffel Salz

Richtungen:

1. Heizen Sie den Ofen auf 175 °C (350 °F) vor. Eine 20x20 cm große Auflaufform einfetten oder mit Backpapier auslegen.

2. In einer großen Schüssel Haferflocken, Mandelmehl, getrocknete Preiselbeeren und Mandelblättchen vermischen.

3. In einer separaten mikrowellengeeigneten Schüssel Honig, Mandelbutter, geschmolzenes Kokosöl, Vanilleextrakt und Salz vermischen. Für 20–30

Sekunden in der Mikrowelle erhitzen, oder bis die Mischung warm und leicht rührbar ist.

4. Die feuchten Zutaten über die trockenen Zutaten gießen und verrühren, bis alles gut vermischt ist.

5. Geben Sie die Mischung in die vorbereitete Auflaufform und drücken Sie sie fest an.

6. 20–25 Minuten backen oder bis die Ränder goldbraun sind.

7. Nehmen Sie es aus dem Ofen und lassen Sie es vollständig abkühlen, bevor Sie es in Riegel schneiden.

8. Bewahren Sie die Cranberry-Mandel-Frühstücksriegel bis zu einer Woche in einem luftdichten Behälter auf.

Nährwert (pro Riegel):

- Kalorien: 170

- Protein: 4g

- Kohlenhydrate: 22g

- Fett: 8g

- Faser: 3g

Overnight Oats mit Kürbisgewürz:

Zubereitungszeit: 5 Minuten

Abkühlzeit: Über Nacht

Portionen: 2

Zutaten:

- 1 Tasse Haferflocken

- 1 Tasse ungesüßte Mandelmilch (oder eine beliebige Milch Ihrer Wahl)

- 1/2 Tasse Kürbispüree

- 1 Esslöffel Ahornsirup oder ein Süßungsmittel mit niedrigem Zuckergehalt

- 1/2 Teelöffel Kürbiskuchengewürz

- Optionale Toppings: gehackte Nüsse, Rosinen oder eine Prise Zimt

Richtungen:

1. In einer Schüssel oder einem Glas Haferflocken, Mandelmilch, Kürbispüree, Ahornsirup und Kürbiskuchengewürz vermischen. Zum Kombinieren gut umrühren.

2. Schüssel oder Glas abdecken und über Nacht oder mindestens 4 Stunden in den Kühlschrank stellen.

3. Morgens die Overnight Oats gut umrühren.

4. Servieren Sie die Pumpkin Spice Overnight Oats kalt oder in der Mikrowelle aufgewärmt.

5. Mit optionalen Toppings wie gehackten Nüssen, Rosinen oder einer Prise Zimt belegen, um ihm mehr Textur und Geschmack zu verleihen.

Nährwerte (pro Portion):

- Kalorien: 220

- Protein: 7g

- Kohlenhydrate: 38g

- Fett: 5g

- Faser: 7g

Zitronen-Mohn-Scones:

Zubereitungszeit: 15 Minuten

Kochzeit: 15 Minuten

Portionen: 8 Scones

Zutaten:

- 2 Tassen Allzweckmehl

- 1/4 Tasse Kristallzucker

- 2 Teelöffel Backpulver

- 1/2 Teelöffel Backpulver

- 1/4 Teelöffel Salz

- Schale von 1 Zitrone

- 1 Esslöffel Mohn

- 1/2 Tasse ungesalzene Butter, kalt und gewürfelt

- 1/2 Tasse Buttermilch (oder 1/2 Tasse Milch gemischt mit 1/2 Esslöffel Zitronensaft)

- 1 Esslöffel Zitronensaft

- 1 Teelöffel Vanilleextrakt

- Optionale Glasur: Puderzucker mit Zitronensaft vermischt

Richtungen:

1. Heizen Sie den Ofen auf 200 °C (400 °F) vor. Ein Backblech mit Backpapier auslegen.

2. In einer großen Schüssel Mehl, Zucker, Backpulver, Natron, Salz, Zitronenschale und Mohn verrühren.

3. Die kalte, gewürfelte Butter zu den trockenen Zutaten geben. Schneiden Sie die Butter mit einem Ausstecher oder Ihren Fingern in die Mehlmischung, bis sie wie grobe Krümel aussieht.

4. In einer separaten Schüssel Buttermilch, Zitronensaft und Vanilleextrakt verrühren.

5. Gießen Sie die feuchten Zutaten zu den trockenen Zutaten. Rühren, bis alles gut vermischt ist und ein Teig entsteht. Achten Sie darauf, nicht zu viel zu mischen.

6. Den Teig auf eine leicht bemehlte Oberfläche geben. Den Teig vorsichtig zu einem etwa 2,5 cm dicken Kreis formen.

7. Den Teig in 8 Stücke schneiden und auf das vorbereitete Backblech legen.

8. 12–15 Minuten backen oder bis die Scones goldbraun sind.

9. Aus dem Ofen nehmen und auf einem Kuchengitter abkühlen lassen.

10. Optional: Die abgekühlten Scones mit einer Glasur aus Puderzucker und Zitronensaft beträufeln.

11. Servieren Sie die Zitronen-Mohn-Scones mit einer Tasse Tee oder Kaffee.

Nährwert (pro Scone):

- Kalorien: 240

- Protein: 4g

- Kohlenhydrate: 30g

- Fett: 11g

- Ballaststoffe: 1g

Kokos-Chia-Samen-Pudding:

Zubereitungszeit: 5 Minuten

Kühlzeit: 2 Stunden oder über Nacht

Portionen: 2

Zutaten:

- 1/4 Tasse Chiasamen

- 1 Tasse Kokosmilch (Dose oder Karton)

- 1 Esslöffel Ahornsirup oder ein Süßungsmittel mit niedrigem Zuckergehalt

- 1/2 Teelöffel Vanilleextrakt

- Optionale Toppings: frische Beeren, Kokosraspeln oder gehackte Nüsse

Richtungen:

1. In einer Schüssel oder einem Glas Chiasamen, Kokosmilch, Ahornsirup und Vanilleextrakt vermischen. Zum Kombinieren gut umrühren.

2. Schüssel oder Glas abdecken und mindestens 2 Stunden oder über Nacht in den Kühlschrank stellen. Rühren Sie die Mischung nach der ersten Stunde um, um ein Verklumpen zu verhindern.

3. Sobald der Chiasamen-Pudding zu einer puddingähnlichen Konsistenz eingedickt ist, rühren Sie ihn gut um.

4. Den Kokos-Chia-Samen-Pudding kalt servieren.

5. Mit optionalen Toppings wie frischen Beeren, Kokosraspeln oder gehackten Nüssen belegen, um ihm mehr Textur und Geschmack zu verleihen.

Nährwerte (pro Portion):

- Kalorien: 220

- Protein: 5g

- Kohlenhydrate: 16g

- Fett: 16g

- Ballaststoffe: 10 g

Kräutertee mit Zitrone:

Zubereitungszeit: 5 Minuten

Ziehzeit: 5 Minuten

Portionen: 1

Zutaten:

- 1 Kräuterteebeutel (z. B. Kamille, Pfefferminze oder Ingwer)

- 1 Tasse kochendes Wasser

- Frische Zitronenscheiben

- Honig oder ein zuckerarmes Süßungsmittel (optional)

Richtungen:

1. Geben Sie den Kräuterteebeutel in eine Tasse.

2. Den Teebeutel mit kochendem Wasser übergießen und 5 Minuten ziehen lassen.

3. Entfernen Sie den Teebeutel und fügen Sie frische Zitronenscheiben hinzu.

4. Nach Belieben mit Honig oder einem Süßstoff mit niedrigem Zuckergehalt süßen.

5. Gut umrühren und den Kräutertee mit Zitrone noch warm genießen.

Hinweis: Experimentieren Sie gerne mit verschiedenen Kräutertee-Geschmacksrichtungen und passen Sie die Ziehzeit entsprechend der Packungsanleitung an, um einen optimalen Geschmack zu erzielen.

Pochierte Eier auf englischen Muffins:

Zubereitungszeit: 10 Minuten

Kochzeit: 5 Minuten

Portionen: 2

Zutaten:

- 4 große Eier

- 2 englische Muffins, geteilt und geröstet

- Butter oder Olivenöl zum Bestreichen

- Salz und Pfeffer nach Geschmack

- Optionale Toppings: Avocadoscheiben, Räucherlachs oder frische Kräuter

Richtungen:

1. Füllen Sie einen großen Topf etwa 5 bis 7 cm hoch mit Wasser. Das Wasser bei mittlerer Hitze leicht köcheln lassen.

2. Schlagen Sie jedes Ei in eine kleine Schüssel oder Auflaufform auf und achten Sie darauf, dass das Eigelb nicht zerbricht.

3. Mit einem Löffel oder Spatel einen sanften Strudel im köchelnden Wasser erzeugen.

4. Schieben Sie ein Ei vorsichtig in die Mitte des Whirlpools. Wiederholen Sie den Vorgang mit den restlichen Eiern und kochen Sie sie einzeln.

5. Pochieren Sie die Eier etwa 3–4 Minuten lang, um ein flüssiges Eigelb zu erhalten, oder 5–6 Minuten lang, um ein festeres Eigelb zu erhalten.

6. Während die Eier pochieren, Butter oder Olivenöl auf die gerösteten englischen Muffins streichen.

7. Sobald die Eier fertig sind, nehmen Sie sie vorsichtig mit einem Schaumlöffel aus dem Wasser und lassen Sie überschüssiges Wasser abtropfen.

8. Auf jede englische Muffinhälfte ein pochiertes Ei legen.

9. Mit Salz und Pfeffer abschmecken.

10. Fügen Sie optionale Toppings wie Avocadoscheiben, Räucherlachs oder frische Kräuter hinzu.

11. Die pochierten Eier sofort auf englischen Muffins servieren.

Zimtrosienenbrot:

Zubereitungszeit: 2 Stunden 30 Minuten

Kochzeit: 40 Minuten

Portionen: 1 Laib

Zutaten:

- 2 Tassen Allzweckmehl

- 1/4 Tasse Kristallzucker

- 2 Teelöffel aktive Trockenhefe

- 1/2 Teelöffel Salz

- 1/2 Teelöffel gemahlener Zimt

- 3/4 Tasse warme Milch

- 2 Esslöffel ungesalzene Butter, geschmolzen

- 1/2 Tasse Rosinen

Für die Füllung:

- 2 Esslöffel ungesalzene Butter, weich

- 1/4 Tasse Kristallzucker

- 1 Teelöffel gemahlener Zimt

Für die Glasur:

- 1/2 Tasse Puderzucker

- 1-2 Esslöffel Milch

- 1/2 Teelöffel Vanilleextrakt

Richtungen:

1. In einer großen Schüssel Mehl, Zucker, Hefe, Salz und gemahlenen Zimt vermischen.

2. In einer separaten Schüssel die warme Milch und die geschmolzene Butter vermischen.

3. Gießen Sie die Milchmischung zu den trockenen Zutaten. Rühren, bis ein Teig entsteht.

4. Den Teig auf eine bemehlte Arbeitsfläche geben und etwa 5 Minuten lang kneten, bis er glatt und elastisch ist.

5. Geben Sie den Teig in eine gefettete Schüssel, decken Sie ihn mit einem sauberen Küchentuch ab und lassen Sie ihn an einem warmen Ort 1–1,5 Stunden lang oder bis er sein Volumen verdoppelt hat, gehen.

6. Bereiten Sie in der Zwischenzeit die Füllung vor, indem Sie weiche Butter, Kristallzucker und gemahlenen Zimt in einer kleinen Schüssel vermischen. Beiseite legen.

7. Sobald der Teig aufgegangen ist, schlagen Sie ihn fest, um die Luft herauszulassen. Rollen Sie es auf einer bemehlten Oberfläche zu einem Rechteck aus.

8. Verteilen Sie die Füllung gleichmäßig auf dem Teig und lassen Sie an den Rändern einen kleinen Rand frei. Die Rosinen über die Füllung streuen.

9. Rollen Sie den Teig beginnend an einer der längeren Seiten fest zu einer Rolle auf.

10. Den ausgerollten Teig in eine gefettete Kastenform geben. Mit dem Küchentuch abdecken und weitere 30-45 Minuten gehen lassen.

11. Heizen Sie den Ofen auf 350 °F (175 °C) vor.

12. Backen Sie das Zimt-Rosinen-Brot 35–40 Minuten lang oder bis es goldbraun und durchgebacken ist.

13. Aus dem Ofen nehmen und einige Minuten in der Pfanne abkühlen lassen. Dann legen Sie das Brot auf einen Rost, um es vollständig abzukühlen.

14. In einer kleinen Schüssel Puderzucker, Milch und Vanilleextrakt verrühren, um die Glasur herzustellen.

15. Die Glasur über das abgekühlte Zimt-Rosinen-Brot träufeln.

16. Schneiden Sie das Brot in Scheiben und servieren Sie es nach Belieben. Es kann pur oder mit Butter geröstet genossen werden.

Vanillereispudding:

Zubereitungszeit: 5 Minuten

Kochzeit: 30 Minuten

Abkühlzeit: 2 Stunden (optional)

Portionen: 4-6

Zutaten:

- 1 Tasse weißer Reis

- 4 Tassen Milch (Vollmilch oder 2%)

- 1/2 Tasse Kristallzucker

- 1 Teelöffel Vanilleextrakt

- Gemahlener Zimt zum Garnieren (optional)

Richtungen:

1. Spülen Sie den Reis unter kaltem Wasser ab, um überschüssige Stärke zu entfernen.

2. In einem großen Topf den abgespülten Reis, die Milch und den Zucker vermischen.

3. Stellen Sie den Topf auf mittlere Hitze und bringen Sie die Mischung unter gelegentlichem Rühren leicht zum Kochen.

4. Reduzieren Sie die Hitze auf eine niedrige Stufe und lassen Sie den Reis unter gelegentlichem Rühren etwa 25 bis 30 Minuten lang köcheln, bis der Reis weich und die Mischung eingedickt ist.

5. Den Topf vom Herd nehmen und den Vanilleextrakt einrühren.

6. Wenn Sie möchten, können Sie den Milchreis einige Stunden lang im Kühlschrank abkühlen lassen, um ihn kalt zu servieren. Ansonsten können Sie es sofort warm servieren.

7. Vor dem Servieren für zusätzlichen Geschmack gemahlenen Zimt darüber streuen und nach Belieben garnieren.

8. Den Vanillereispudding in Servierschüsseln oder Gläser füllen.

9. Genießen Sie den Milchreis je nach Vorliebe warm oder gekühlt.

Hinweis: Sie können den Milchreis individuell gestalten, indem Sie Rosinen, gehackte Nüsse oder eine Prise Muskatnuss hinzufügen. Passen Sie die Süße ganz nach Ihrem Geschmack an, indem Sie mehr oder weniger Zucker hinzufügen.

Kapitel 3:

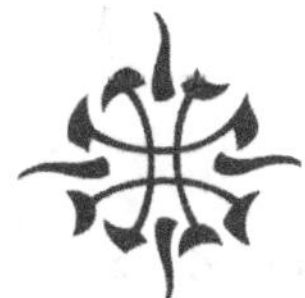

LEICHTE MITTAGESSEN

Hühnersalat mit Äpfeln und Walnüssen:

Zubereitungszeit: 15 Minuten

Kochzeit: 20 Minuten

Portionen: 4

Zutaten:

- 2 Hähnchenbrustfilets ohne Knochen und Haut

- 1 Apfel, entkernt und gewürfelt

- 1/2 Tasse Walnüsse, gehackt

- 1/4 Tasse rote Zwiebel, fein gehackt

- 1/4 Tasse griechischer Naturjoghurt

- 1 Esslöffel Zitronensaft

- 1 Esslöffel Dijon-Senf

- Salz und Pfeffer nach Geschmack

- Salatblätter zum Servieren

Richtungen:

1. Heizen Sie Ihren Grill oder Ihre Grillpfanne auf mittlerer Stufe vor.

2. Die Hähnchenbrüste mit Salz und Pfeffer würzen.

3. Grillen Sie das Hähnchen auf jeder Seite etwa 8–10 Minuten lang oder bis es gar ist. Lassen Sie es einige Minuten ruhen, bevor Sie es in dünne Streifen schneiden.

4. In einer großen Schüssel Apfelwürfel, gehackte Walnüsse, rote Zwiebeln, griechischen Joghurt, Zitronensaft und Dijon-Senf vermischen. Gut mischen.

5. Geben Sie das in Scheiben geschnittene Hähnchen in die Schüssel und schwenken Sie es vorsichtig, um das Hähnchen mit dem Dressing zu überziehen.

6. Abschmecken und bei Bedarf mit Salz und Pfeffer nachwürzen.

7. Servieren Sie den Hühnersalat auf einem Bett aus Salatblättern oder als Füllung für Sandwiches oder Wraps.

Ernährung:

- Dieser Hühnersalat ist eine nahrhafte Option, da er mageres Hühnereiweiß, gesunde Fette aus Walnüssen und Ballaststoffe aus Äpfeln liefert.

- Der griechische Joghurt sorgt für Cremigkeit ohne übermäßiges Fett und der Zitronensaft und Dijon-Senf sorgen für einen würzigen Geschmack.

- Denken Sie daran, die Portionsgrößen im Auge zu behalten, da der Nährstoffgehalt je nach Marke und Menge der verwendeten Zutaten variieren kann.

Zubereitungszeit: 10 Minuten

Kochzeit: 45 Minuten

Portionen: 6

Zutaten:

- 1 Tasse getrocknete Linsen, abgespült und abgetropft

- 1 Zwiebel, gehackt

- 2 Karotten, gewürfelt

- 2 Selleriestangen, gewürfelt

- 2 Knoblauchzehen, gehackt

- 4 Tassen natriumarme Gemüsebrühe

- 1 Lorbeerblatt

- 1 Teelöffel getrockneter Thymian

- Salz und Pfeffer nach Geschmack

- Frische Petersilie zum Garnieren (optional)

Richtungen:

1. In einem großen Topf die gehackten Zwiebeln, Karotten, Sellerie und den gehackten Knoblauch bei mittlerer Hitze etwa 5 Minuten anbraten, bis sie weich sind.

2. Die abgespülten Linsen, die Gemüsebrühe, das Lorbeerblatt, den getrockneten Thymian, Salz und Pfeffer in den Topf geben. Gut umrühren.

3. Bringen Sie die Suppe zum Kochen, reduzieren Sie dann die Hitze auf eine niedrige Stufe und lassen Sie sie etwa 40 Minuten lang köcheln, oder bis die Linsen weich sind.

4. Nehmen Sie das Lorbeerblatt aus dem Topf.

5. Falls gewünscht, einen Teil der Suppe mit einem Stabmixer pürieren, bis sie glatt ist, oder sie für eine herzhaftere Konsistenz stückig lassen.

6. Mit Salz und Pfeffer abschmecken.

7. Die Linsensuppe heiß servieren, nach Wunsch mit frischer Petersilie garniert.

Ernährung:

- Linsen sind eine ausgezeichnete Quelle für pflanzliches Protein und Ballaststoffe, was diese Suppe sowohl sättigend als auch nahrhaft macht.

- Karotten und Sellerie liefern Vitamine und Mineralstoffe, während die natriumarme Gemüsebrühe den Natriumgehalt unter Kontrolle hält.

- Die Suppe ist fettarm und kann als Hauptgericht oder als Beilage genossen werden.

Truthahn-Avocado-Wrap:

Zubereitungszeit: 10 Minuten

Portionen: 2

Zutaten:

- 4 große Salatblätter

- 8 Unzen Feinkost-Putenbrustscheiben

- 1 Avocado, in Scheiben geschnitten

- 1/2 Tasse Kirschtomaten, halbiert

- 2 Esslöffel Mayonnaise oder griechischer Joghurt

- Salz und Pfeffer nach Geschmack

Richtungen:

1. Legen Sie die Salatblätter flach auf eine saubere Oberfläche.

2. Verteilen Sie einen Esslöffel Mayonnaise oder griechischen Joghurt auf jedem Salatblatt.

3. Die Putenbrustscheiben gleichmäßig auf die Salatblätter verteilen.

4. Den Truthahn mit Avocadoscheiben und Kirschtomatenhälften belegen.

5. Mit Salz und Pfeffer abschmecken.

6. Jedes Salatblatt fest aufrollen, so dass ein Wrap entsteht.

7. Die Wraps diagonal halbieren und bei Bedarf mit Zahnstochern befestigen.

8. Servieren Sie die Truthahn- und Avocado-Wraps als leichte und erfrischende Mahlzeit oder packen Sie sie als praktisches Mittagessen für unterwegs ein.

Ernährung:

- Dieser Truthahn-Avocado-Wrap bietet eine ausgewogene Kombination aus magerem Truthahnprotein, gesunden Fetten aus Avocado und frischem Gemüse.

- Salat ist eine kalorienarme Alternative zu herkömmlichen Brot- oder Tortilla-Wraps.

- Passen Sie die Menge an Mayonnaise oder griechischem Joghurt Ihren persönlichen Vorlieben an. Beachten Sie dabei, dass übermäßige Mengen den Kalorien- und Fettgehalt erhöhen können.

Quinoa-Salat mit Gurke und Tomate:

Zubereitungszeit: 15 Minuten

Kochzeit: 15 Minuten

Portionen:4

Zutaten:

- 1 Tasse Quinoa, abgespült

- 2 Tassen Wasser

- 1 Gurke, gewürfelt

- 1 Tasse Kirschtomaten, halbiert

- 1/4 Tasse rote Zwiebel, fein gehackt

- 1/4 Tasse frische Petersilie, gehackt

- 2 Esslöffel natives Olivenöl extra

- 2 Esslöffel Zitronensaft

- Salz und Pfeffer nach Geschmack

Richtungen:

1. In einem mittelgroßen Topf das Wasser zum Kochen bringen. Den abgespülten Quinoa dazugeben und die Hitze auf niedrige Stufe reduzieren. Abdecken und etwa 15 Minuten köcheln lassen, bis die Quinoa gar ist und das Wasser aufgesogen ist. Vom Herd nehmen und abkühlen lassen.

2. In einer großen Schüssel gekochtes Quinoa, Gurkenwürfel, Kirschtomaten, rote Zwiebeln und frische Petersilie vermischen.

3. In einer separaten kleinen Schüssel das native Olivenöl extra und den Zitronensaft verrühren, um das Dressing herzustellen.

4. Gießen Sie das Dressing über den Quinoa-Salat und schwenken Sie es vorsichtig, um alle Zutaten zu bedecken.

5. Mit Salz und Pfeffer abschmecken.

6. Lassen Sie den Salat einige Minuten ruhen, damit sich die Aromen vermischen.

7. Servieren Sie den Quinoa-Salat als erfrischende Beilage oder als leichte Mahlzeit pur.

Ernährung:

- Quinoa ist ein nahrhaftes Getreide, das eine gute Quelle für pflanzliches Protein, Ballaststoffe und essentielle Mineralien bietet.

- Gurken und Tomaten verleihen dem Salat Frische und Feuchtigkeit, während rote Zwiebeln und Petersilie zu seinem Geschmack und Nährwertprofil beitragen.

- Das Dressing aus nativem Olivenöl extra und Zitronensaft sorgt für einen würzigen Geschmack und gesunde Fette.

- Passen Sie die Gewürz- und Dressingmengen Ihren persönlichen Vorlieben an und berücksichtigen Sie dabei die allgemeinen Ernährungsziele.

Zubereitungszeit: 10 Minuten

Portionen: 2

Zutaten:

- 1 Dose (5 Unzen) Thunfisch, abgetropft

- 1/4 Tasse gewürfelter Sellerie

- 1/4 Tasse gewürfelte rote Zwiebel

- 1/4 Tasse gewürfelte Gurken

- 2 Esslöffel griechischer Naturjoghurt

- 1 Esslöffel Zitronensaft

- 1 Teelöffel Dijon-Senf

- Salz und Pfeffer nach Geschmack

- Salatblätter zum Servieren

Richtungen:

1. In einer mittelgroßen Schüssel den abgetropften Thunfisch mit einer Gabel zerkleinern.

2. Den gewürfelten Sellerie, die rote Zwiebel und die Gurken in die Schüssel geben und gut vermischen.

3. In einer kleinen Schüssel griechischen Joghurt, Zitronensaft, Dijon-Senf, Salz und Pfeffer verrühren.

4. Das Dressing über die Thunfischmischung gießen und vorsichtig verrühren, bis alles gut vermischt ist.

5. Abschmecken und nach Bedarf nachwürzen.

6. Den Thunfischsalat auf einem Bett aus Salatblättern servieren oder als Füllung für Sandwiches oder Wraps verwenden.

Ernährung:

– Dieser Thunfischsalat bietet eine proteinreiche Mahlzeit, wobei griechischer Joghurt für eine cremige Konsistenz ohne überschüssiges Fett sorgt.

- Sellerie, rote Zwiebeln und Gurken sorgen für Knusprigkeit und Geschmack, während der Natriumgehalt unter Kontrolle bleibt.

- Passen Sie die Mengen der Zutaten und des Dressings an Ihre persönlichen Vorlieben und Ernährungseinschränkungen an.

Kichererbsen-Spinat-Eintopf:

Zubereitungszeit: 10 Minuten

Kochzeit: 25 Minuten

Portionen: 4

Zutaten:

- 1 Esslöffel Olivenöl

- 1 Zwiebel, gehackt

- 3 Knoblauchzehen, gehackt

- 1 Teelöffel gemahlener Kreuzkümmel

- 1/2 Teelöffel gemahlener Koriander

- 1/4 Teelöffel Kurkuma

- 1 Dose (15 Unzen) Kichererbsen, abgespült und abgetropft

- 1 Dose (14 Unzen) gewürfelte Tomaten

- 2 Tassen Gemüsebrühe

- 4 Tassen frische Spinatblätter

- Salz und Pfeffer nach Geschmack

Richtungen:

1. Das Olivenöl in einem großen Topf bei mittlerer Hitze erhitzen.

2. Die gehackte Zwiebel und den gehackten Knoblauch in den Topf geben und ca. 5 Minuten anbraten, bis die Zwiebel glasig wird.

3. Gemahlenen Kreuzkümmel, gemahlenen Koriander und Kurkuma einrühren und eine weitere Minute kochen lassen, um die Gewürze zu rösten.

4. Kichererbsen, Tomatenwürfel (mit Saft) und Gemüsebrühe in den Topf geben. Zum Kombinieren gut umrühren.

5. Bringen Sie die Mischung zum Kochen, reduzieren Sie dann die Hitze auf eine niedrige Stufe und lassen Sie sie etwa 15 Minuten lang köcheln, damit sich die Aromen vermischen.

6. Geben Sie die frischen Spinatblätter in den Topf und rühren Sie etwa 2–3 Minuten lang, bis sie zusammenfallen und zart werden.

7. Den Eintopf mit Salz und Pfeffer abschmecken.

8. Servieren Sie den Kichererbsen-Spinat-Eintopf heiß als sättigende und nahrhafte Mahlzeit.

Ernährung:

– Dieser Eintopf kombiniert proteinreiche Kichererbsen mit nährstoffreichem Spinat und bietet so eine abgerundete Mahlzeit.

- Die Gewürze verleihen dem Gericht Geschmack und Tiefe, während die Gemüsebrühe den Natriumgehalt kontrolliert.

- Passen Sie die Gewürze und Gewürze Ihren persönlichen Geschmacksvorlieben an.

Gegrillter Hähnchen-Mango-Salat:

Zubereitungszeit: 15 Minuten

Kochzeit: 15 Minuten

Portionen: 2

Zutaten:

- 2 Hähnchenbrustfilets ohne Knochen und Haut

- 1 Mango, geschält und gewürfelt

- 1/2 rote Paprika, gewürfelt

- 1/4 Tasse rote Zwiebel, fein gehackt

- 2 Esslöffel gehackter frischer Koriander

- 1 Esslöffel Limettensaft

- 1 Esslöffel Olivenöl

- Salz und Pfeffer nach Geschmack

- Gemischter Salat zum Servieren

Richtungen:

1. Heizen Sie Ihren Grill oder Ihre Grillpfanne auf mittlerer Stufe vor.

2. Die Hähnchenbrüste mit Salz und Pfeffer würzen.

3. Grillen Sie das Hähnchen auf jeder Seite etwa 6–8 Minuten lang oder bis es gar ist. Lassen Sie es einige Minuten ruhen, bevor Sie es in dünne Streifen schneiden.

4. In einer großen Schüssel gewürfelte Mango, rote Paprika, rote Zwiebel, gehackten Koriander, Limettensaft, Olivenöl, Salz und Pfeffer vermischen. Zum Kombinieren gut verrühren.

5. Geben Sie das in Scheiben geschnittene gegrillte Hähnchen in die Schüssel und vermischen Sie es vorsichtig mit dem Mangosalat.

6. Abschmecken und je nach Bedarf nachwürzen.

7. Servieren Sie den gegrillten Hähnchen-Mango-Salat auf einem Bett aus gemischtem Salat für eine erfrischende und sättigende Mahlzeit.

Ernährung:

– Dieser Salat bietet eine ausgewogene Mischung aus magerem Protein vom gegrillten Hähnchen, natürlicher Süße aus der Mango und einer Vielzahl lebendiger Gemüsesorten.

- Der Limettensaft und der Koriander sorgen für einen pikanten und erfrischenden Geschmack, während das Olivenöl eine gesunde Fettquelle darstellt.

- Passen Sie die Mengen der Zutaten und des Dressings an Ihre persönlichen Vorlieben und Ernährungsbedürfnisse an.

Zubereitungszeit: 10 Minuten

Portionen: 2

Zutaten:

- 4 Scheiben Brot (Vollkornbrot oder nach Wahl)

- 1 große Gurke, in dünne Scheiben geschnitten

- 4 Esslöffel Frischkäse

- 2 Esslöffel frischer Dill, gehackt

- Salz und Pfeffer nach Geschmack

Richtungen:

1. Frischkäse gleichmäßig auf allen vier Brotscheiben verteilen.

2. Die dünn geschnittene Gurke auf zwei Brotscheiben verteilen.

3. Gehackten Dill über die Gurkenscheiben streuen.

4. Mit Salz und Pfeffer abschmecken.

5. Legen Sie die restlichen zwei Brotscheiben darauf, um Sandwiches zu machen.

6. Drücken Sie die Sandwiches leicht zusammen, um sie zusammenzuhalten.

7. Schneiden Sie die Sandwiches bei Bedarf in die gewünschte Form, z. B. in Dreiecke oder Rechtecke.

8. Servieren Sie die Gurken-Dill-Sandwiches als leichte und erfrischende Snack- oder Mittagsoption.

Ernährung:

- Diese Gurken-Dill-Sandwiches sind eine kalorienarme Option, da frische und knackige Gurken für Feuchtigkeit und Ballaststoffe sorgen.

- Frischkäse sorgt für eine cremige und würzige Note, während Dill für einen erfrischenden Geschmack sorgt.

- Wählen Sie Vollkornbrot für zusätzliche Ballaststoffe und Nährstoffe.

- Passen Sie die Mengen und Arten der Zutaten an Ihre persönlichen Vorlieben und Ernährungsbedürfnisse an.

Tomaten-Basilikum-Suppe

Zubereitungszeit: 10 Minuten

Kochzeit: 30 Minuten

Portionen: 4

Zutaten:

- 4 große Tomaten, gehackt

- 1 kleine Zwiebel, gehackt

- 2 Knoblauchzehen, gehackt

- 1 Tasse natriumarme Gemüsebrühe

- 1/2 Tasse frische Basilikumblätter, gehackt

- 1 Esslöffel Olivenöl

- 1/2 Teelöffel Salz (optional)

- 1/4 Teelöffel schwarzer Pfeffer

- 1/4 Tasse griechischer Naturjoghurt (optional für Cremigkeit)

Richtungen:

1. Das Olivenöl in einem großen Topf bei mittlerer Hitze erhitzen. Fügen Sie die Zwiebel und den Knoblauch hinzu und braten Sie sie etwa 5 Minuten lang an, bis sie weich sind.

2. Die gehackten Tomaten hinzufügen und weitere 5 Minuten kochen lassen, dabei gelegentlich umrühren.

3. Mit der Gemüsebrühe aufgießen und die Mischung zum Kochen bringen. Die Hitze reduzieren und 20 Minuten köcheln lassen.

4. Die Basilikumblätter hinzufügen und die Suppe mit einem Stabmixer glatt rühren. Wenn Sie eine cremigere Suppe bevorzugen, rühren Sie den griechischen Joghurt ein.

5. Mit Salz und Pfeffer abschmecken. Heiß servieren.

Nährwerte (pro Portion):

- Kalorien: 90

- Protein: 2g

- Kohlenhydrate: 12g

- Fett: 4g

- Natrium: 150 mg

- Kalium: 400 mg

Eiersalat mit fettarmer Mayo

Zubereitungszeit: 15 Minuten

Kochzeit: 10 Minuten

Portionen: 4

Zutaten:

- 6 große Eier

- 1/4 Tasse fettarme Mayonnaise

- 1 Teelöffel Dijon-Senf

- 1 kleine Selleriestange, fein gehackt

- 1 Esslöffel frischer Schnittlauch, gehackt

- 1/4 Teelöffel Salz (optional)

- 1/4 Teelöffel schwarzer Pfeffer

Richtungen:

1. Die Eier in einen Topf geben und mit Wasser bedecken. Zum Kochen bringen, dann die Hitze reduzieren und 10 Minuten köcheln lassen.

2. Lassen Sie das heiße Wasser ab und legen Sie die Eier zum Abkühlen in eine Schüssel mit Eiswasser. Schälen Sie die Eier, sobald sie abgekühlt sind.

3. Die Eier hacken und in eine Rührschüssel geben. Fügen Sie die fettarme Mayonnaise, Dijon-Senf, Sellerie und Schnittlauch hinzu.

4. Mischen Sie alles, bis alles gut vermischt ist. Mit Salz und Pfeffer abschmecken.

5. Sofort servieren oder bis zur Verwendung im Kühlschrank aufbewahren.

Nährwerte (pro Portion):

- Kalorien: 150

- Protein: 9g

- Kohlenhydrate: 2g

- Fett: 11g

- Natrium: 200 mg

- Kalium: 120 mg

Gersten- und Gemüsesuppe

Zubereitungszeit: 15 Minuten

Kochzeit: 45 Minuten

Portionen: 6

Zutaten:

- 1 Tasse Gerste

- 1 mittelgroße Karotte, gehackt

- 1 Selleriestange, gehackt

- 1 kleine Zwiebel, gehackt

- 2 Knoblauchzehen, gehackt

- 1 Tasse gewürfelte Tomaten (ohne Salzzusatz)

- 4 Tassen natriumarme Gemüsebrühe

- 1 Esslöffel Olivenöl

- 1 Teelöffel getrockneter Thymian

- 1/2 Teelöffel getrocknetes Basilikum

- 1/4 Teelöffel schwarzer Pfeffer

Richtungen:

1. Das Olivenöl in einem großen Topf bei mittlerer Hitze erhitzen. Fügen Sie die Zwiebel, die Karotte, den Sellerie und den Knoblauch hinzu und braten Sie sie etwa 5 Minuten lang an, bis sie weich sind.

2. Die Gerste dazugeben und unter ständigem Rühren weitere 2 Minuten kochen lassen.

3. Mit Gemüsebrühe und Tomatenwürfeln aufgießen. Bringen Sie die Mischung zum Kochen.

4. Reduzieren Sie die Hitze und lassen Sie das Ganze 45 Minuten lang köcheln, bis die Gerste weich ist.

5. Thymian, Basilikum und schwarzen Pfeffer unterrühren. Heiß servieren.

Nährwert (pro Portion):

- Kalorien: 180

- Protein: 4g

- Kohlenhydrate: 35g

- Fett: 3g

- Natrium: 150 mg

- Kalium: 350 mg

Hummus-Wrap mit gerösteten roten Paprika

Zubereitungszeit: 15 Minuten

Kochzeit: 10 Minuten

Portionen: 4

Zutaten:

- 1 Tasse geröstete rote Paprika, gehackt

- 1 Dose (15 oz) Kichererbsen, abgetropft und abgespült

- 1/4 Tasse Tahini

- 2 Esslöffel Zitronensaft

- 1 Knoblauchzehe, gehackt

- 1/2 Teelöffel Kreuzkümmel

- 4 Vollkorn-Tortillas

- 1 Tasse frische Spinatblätter

- 1/2 Tasse geraspelte Karotten

- 1/4 Teelöffel Salz (optional)

- 1/4 Teelöffel schwarzer Pfeffer

Richtungen:

1. In einer Küchenmaschine Kichererbsen, geröstete rote Paprika, Tahini, Zitronensaft, Knoblauch und Kreuzkümmel vermischen. Alles glatt rühren. Mit Salz und Pfeffer abschmecken.

2. Verteilen Sie eine großzügige Menge Hummus auf jeder Vollkorn-Tortilla.

3. Den Blattspinat und die geraspelten Karotten auf den Hummus schichten.

4. Die Tortillas aufrollen, halbieren und servieren.

Nährwert (pro Portion):

- Kalorien: 250

- Protein: 8g

- Kohlenhydrate: 36g

- Fett: 8g

- Natrium: 200 mg

- Kalium: 300 mg

Gefüllte Paprika mit Quinoa

Zubereitungszeit: 20 Minuten

Kochzeit: 40 Minuten

Portionen: 4

Zutaten:

- 4 große Paprikaschoten (jede Farbe), Oberteile abgeschnitten und Kerne entfernt

- 1 Tasse Quinoa

- 2 Tassen natriumarme Gemüsebrühe

- 1 kleine Zwiebel, gehackt

- 1 mittelgroße Zucchini, gehackt

- 1 Tasse gewürfelte Tomaten (ohne Salzzusatz)

- 1/2 Tasse schwarze Bohnen, abgetropft und abgespült

- 1 Esslöffel Olivenöl

- 1 Teelöffel Kreuzkümmel

- 1/2 Teelöffel Paprika

- 1/4 Teelöffel schwarzer Pfeffer

- 1/4 Tasse gehackte frische Petersilie

Richtungen:

1. Heizen Sie den Backofen auf 375 °F (190 °C) vor. Quinoa nach Packungsanleitung in Gemüsebrühe kochen und dann beiseite stellen.

2. In einer großen Pfanne das Olivenöl bei mittlerer Hitze erhitzen. Fügen Sie die Zwiebel und die Zucchini hinzu und braten Sie sie etwa 5 Minuten lang an, bis sie weich sind.

3. Tomatenwürfel, schwarze Bohnen, Kreuzkümmel, Paprika und schwarzen Pfeffer unterrühren. Weitere 5 Minuten kochen lassen, dann das gekochte Quinoa untermischen.

4. Die Quinoa-Mischung in die ausgehöhlten Paprikaschoten geben und diese vollständig füllen.

5. Die gefüllten Paprikaschoten in eine Auflaufform legen und mit Folie abdecken. 30 Minuten backen, dann die Folie entfernen und weitere 10 Minuten backen.

6. Mit gehackter frischer Petersilie garnieren und servieren.

Nährwert (pro Portion):

- Kalorien: 220

- Protein: 8g

- Kohlenhydrate: 38g

- Fett: 6g

- Natrium: 120 mg

- Kalium: 450 mg

Kalte Zucchininudeln mit Pesto

Zubereitungszeit: 15 Minuten

Kochzeit: Keine

Portionen: 4

Zutaten:

- 4 mittelgroße Zucchini, spiralförmig zu Nudeln geformt

- 1 Tasse frische Basilikumblätter

- 1/4 Tasse Pinienkerne

- 1/4 Tasse geriebener Parmesankäse

- 1/4 Tasse Olivenöl

- 1 Knoblauchzehe

- 1 Esslöffel Zitronensaft

- 1/4 Teelöffel Salz (optional)

- 1/4 Teelöffel schwarzer Pfeffer

Richtungen:

1. In einer Küchenmaschine Basilikumblätter, Pinienkerne, Parmesankäse, Knoblauch, Zitronensaft, Salz und schwarzen Pfeffer vermischen. Alles glatt rühren.

2. Geben Sie bei laufender Küchenmaschine nach und nach das Olivenöl hinzu, bis das Pesto eine glatte Konsistenz erreicht.

3. Die Zucchininudeln mit dem Pesto vermengen, bis sie gleichmäßig bedeckt sind.

4. Sofort servieren oder für ein erfrischenderes Gericht im Kühlschrank abkühlen lassen.

Nährwert (pro Portion):

- Kalorien: 200

- Protein: 5g

- Kohlenhydrate: 8g

- Fett: 18g

- Natrium: 150 mg

- Kalium: 400 mg

Rote-Bete-Orangen-Salat

Zubereitungszeit: 15 Minuten

Kochzeit: Keine

Portionen: 4

Zutaten:

- 4 mittelgroße Rüben, gekocht und in Scheiben geschnitten

- 2 große Orangen, geschält und segmentiert

- 1/4 Tasse rote Zwiebel, in dünne Scheiben geschnitten

- 1/4 Tasse frische Minzblätter, gehackt

- 2 Esslöffel Olivenöl

- 1 Esslöffel Balsamico-Essig

- 1/4 Teelöffel Salz (optional)

- 1/4 Teelöffel schwarzer Pfeffer

Richtungen:

1. In einer großen Schüssel die geschnittenen Rüben, Orangenstücke und roten Zwiebeln vermischen.

2. In einer kleinen Schüssel Olivenöl, Balsamico-Essig, Salz und schwarzen Pfeffer verrühren.

3. Das Dressing über den Salat träufeln und vorsichtig vermengen.

4. Mit gehackten Minzblättern garnieren und sofort servieren.

Nährwert (pro Portion):

- Kalorien: 150

- Protein: 2g

- Kohlenhydrate: 18g

- Fett: 7g

- Natrium: 100 mg

- Kalium: 450 mg

Blumenkohl-Reis-Pfanne

Zubereitungszeit: 15 Minuten

Kochzeit: 15 Minuten

Portionen: 4

Zutaten:

- 1 großer Blumenkohlkopf, in reisgroße Stücke gerieben

- 1 Tasse gefrorene Erbsen und Karotten, aufgetaut

- 1 kleine Paprika, gehackt

- 1 kleine Zwiebel, gehackt

- 2 Knoblauchzehen, gehackt

- 2 Esslöffel natriumarme Sojasauce

- 1 Esslöffel Olivenöl

- 1/2 Teelöffel Ingwerpulver

- 1/4 Teelöffel schwarzer Pfeffer

- 2 Frühlingszwiebeln, gehackt

Richtungen:

1. Das Olivenöl in einer großen Pfanne bei mittlerer Hitze erhitzen. Fügen Sie die Zwiebel und den Knoblauch hinzu und braten Sie sie etwa 3 Minuten lang an, bis sie duften.

2. Paprika, Erbsen und Karotten hinzufügen und weitere 5 Minuten kochen, bis das Gemüse weich ist.

3. Den geriebenen Blumenkohl, die Sojasauce, das Ingwerpulver und den schwarzen Pfeffer unterrühren. Weitere 5 Minuten unter gelegentlichem Rühren kochen, bis der Blumenkohl zart, aber nicht matschig ist.

4. Mit gehackten Frühlingszwiebeln garnieren und heiß servieren.

Nährwerte (pro Portion):

- Kalorien: 120

- Protein: 4g

- Kohlenhydrate: 15g

- Fett: 5g

- Natrium: 220 mg

- Kalium: 350 mg

Brokkoli Cheddar Suppe

Zubereitungszeit: 15 Minuten

Kochzeit: 30 Minuten

Portionen: 4

Zutaten:

- 1 großer Brokkolikopf, in Röschen geschnitten

- 1 kleine Zwiebel, gehackt

- 2 Knoblauchzehen, gehackt

- 2 Tassen natriumarme Gemüsebrühe

- 1 Tasse fettarme Milch

- 1 Tasse geriebener fettarmer Cheddar-Käse

- 1 Esslöffel Olivenöl

- 2 Esslöffel Allzweckmehl

- 1/4 Teelöffel schwarzer Pfeffer

- 1/4 Teelöffel Paprika

Richtungen:

1. Das Olivenöl in einem großen Topf bei mittlerer Hitze erhitzen. Fügen Sie die Zwiebel und den Knoblauch hinzu und braten Sie sie etwa 5 Minuten lang an, bis sie weich sind.

2. Mehl einrühren und unter ständigem Rühren eine weitere Minute kochen lassen.

3. Gemüsebrühe und Milch langsam unterrühren und die Mischung zum Kochen bringen.

4. Den gehackten Brokkoli hinzufügen und 15 Minuten kochen lassen, bis er weich ist.

5. Die Suppe mit einem Stabmixer pürieren, bis eine glatte Masse entsteht. Wenn Sie eine klumpigere Konsistenz bevorzugen, mixen Sie nur die Hälfte der Suppe.

6. Den geriebenen Cheddar-Käse unterrühren, bis er geschmolzen und vollständig eingearbeitet ist.

7. Mit schwarzem Pfeffer und Paprika würzen. Heiß servieren.

Nährwert (pro Portion):

- Kalorien: 200

- Protein: 12g

- Kohlenhydrate: 15g

- Fett: 10g

- Natrium: 240 mg

- Kalium: 400 mg

Spinat-Feta-Wrap

Zubereitungszeit: 10 Minuten

Kochzeit: 5 Minuten

Portionen: 4

Zutaten:

- 4 Vollkorn-Tortillas

- 2 Tassen frische Spinatblätter

- 1/2 Tasse zerbröselter Feta-Käse

- 1 kleine rote Paprika, in dünne Scheiben geschnitten

- 1 kleine Gurke, in dünne Scheiben geschnitten

- 2 Esslöffel Hummus

- 1 Esslöffel Olivenöl

- 1/4 Teelöffel schwarzer Pfeffer

Richtungen:

1. Das Olivenöl in einer Pfanne bei mittlerer Hitze erhitzen. Fügen Sie die rote Paprika hinzu und kochen Sie sie 5 Minuten lang, bis sie weich ist.

2. Auf jede Tortilla eine dünne Schicht Hummus verteilen.

3. Spinatblätter, gekochte Paprika, Gurkenscheiben und zerbröckelten Feta-Käse auf den Hummus schichten.

4. Mit schwarzem Pfeffer bestreuen.

5. Die Tortillas fest aufrollen und halbieren. Sofort servieren.

Nährwerte (pro Portion):

- Kalorien: 220

- Protein: 8g

- Kohlenhydrate: 26g

- Fett: 10g

- Natrium: 350 mg

- Kalium: 300 mg

Sommerkürbissuppe

Zubereitungszeit: 10 Minuten

Kochzeit: 25 Minuten

Portionen: 4

Zutaten:

- 4 Tassen Sommerkürbis, gehackt

- 1 kleine Zwiebel, gehackt

- 2 Knoblauchzehen, gehackt

- 3 Tassen natriumarme Gemüsebrühe

- 1 Esslöffel Olivenöl

- 1/4 Tasse frische Basilikumblätter, gehackt

- 1/4 Teelöffel schwarzer Pfeffer

- 1/4 Teelöffel Salz (optional)

Richtungen:

1. Das Olivenöl in einem großen Topf bei mittlerer Hitze erhitzen. Fügen Sie die Zwiebel und den Knoblauch hinzu und braten Sie sie etwa 5 Minuten lang an, bis sie weich sind.

2. Den gehackten Sommerkürbis hinzufügen und weitere 5 Minuten kochen lassen, dabei gelegentlich umrühren.

3. Mit der Gemüsebrühe aufgießen und die Mischung zum Kochen bringen. Die Hitze reduzieren und 15 Minuten köcheln lassen, bis der Kürbis weich ist.

4. Die Suppe mit einem Stabmixer pürieren, bis eine glatte Masse entsteht.

5. Die gehackten Basilikumblätter unterrühren und mit schwarzem Pfeffer und Salz abschmecken. Heiß servieren.

Nährwerte (pro Portion):

- Kalorien: 100

- Protein: 2g

- Kohlenhydrate: 10g

- Fett: 5g

- Natrium: 150 mg

- Kalium: 350 mg

Zubereitungszeit: 10 Minuten

Kochzeit: Keine

Portionen: 4

Zutaten:

- 4 Tassen frische Spinatblätter

- 1 Tasse frische Erdbeeren, in Scheiben geschnitten

- 1/2 Tasse frische Blaubeeren

- 1/2 Tasse frische Himbeeren

- 1/4 Tasse zerbröselter Ziegenkäse

- 1/4 Tasse gehackte Walnüsse

- 2 Esslöffel Balsamico-Essig

- 1 Esslöffel Olivenöl

- 1 Teelöffel Honig

- 1/4 Teelöffel schwarzer Pfeffer

Richtungen:

1. In einer großen Schüssel Spinatblätter, Erdbeeren, Blaubeeren, Himbeeren, zerbröselten Ziegenkäse und gehackte Walnüsse vermengen.

2. In einer kleinen Schüssel Balsamico-Essig, Olivenöl, Honig und schwarzen Pfeffer verrühren.

3. Das Dressing über den Salat träufeln und vorsichtig vermengen.

4. Sofort servieren.

Nährwert (pro Portion):

- Kalorien: 200

- Protein: 5g

- Kohlenhydrate: 20g

- Fett: 12g

- Natrium: 100 mg

- Kalium: 450 mg

Kapitel 4:

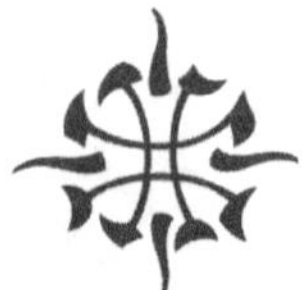

Gebackenes Zitronen-Kräuter-Hähnchen

Zubereitungszeit: 10 Minuten

Kochzeit: 35 Minuten

Portionen: 4

Zutaten:

- 4 Hähnchenbrustfilets ohne Knochen und Haut

- 2 Esslöffel Olivenöl

- Saft von 2 Zitronen

- 2 Knoblauchzehen, gehackt

- 1 Teelöffel getrockneter Oregano

- 1 Teelöffel getrockneter Thymian

- 1/2 Teelöffel Salz (optional)

- 1/4 Teelöffel schwarzer Pfeffer

- Zitronenscheiben zum Garnieren

- Frische Petersilie zum Garnieren

Richtungen:

1. Heizen Sie Ihren Backofen auf 375 °F (190 °C) vor.

2. In einer kleinen Schüssel Olivenöl, Zitronensaft, Knoblauch, Oregano, Thymian, Salz und schwarzen Pfeffer vermischen.

3. Legen Sie die Hähnchenbrüste in eine Auflaufform und gießen Sie die Zitronen-Kräuter-Mischung darüber. Achten Sie darauf, dass sie gut bedeckt sind.

4. Zitronenscheiben auf den Hähnchenbrüsten anrichten.

5. Im vorgeheizten Ofen 30–35 Minuten backen oder bis das Hähnchen gar ist und in der Mitte nicht mehr rosa ist.

6. Mit frischer Petersilie garnieren und heiß servieren.

Nährwerte (pro Portion):

- Kalorien: 220

- Protein: 28g

- Kohlenhydrate: 3g

- Fett: 10g

- Natrium: 220 mg

- Kalium: 450 mg

Gegrillter Lachs mit Spargel

Zubereitungszeit: 10 Minuten

Kochzeit: 15 Minuten

Portionen: 4

Zutaten:

- 4 Lachsfilets

- 1 Bund Spargel, geputzt

- 2 Esslöffel Olivenöl

- Saft von 1 Zitrone

- 2 Knoblauchzehen, gehackt

- 1 Teelöffel getrockneter Dill

- 1/2 Teelöffel Salz (optional)

- 1/4 Teelöffel schwarzer Pfeffer

- Zitronenspalten zum Garnieren

Richtungen:

1. Heizen Sie den Grill auf mittlere bis hohe Hitze vor.

2. In einer kleinen Schüssel Olivenöl, Zitronensaft, Knoblauch, Dill, Salz und schwarzen Pfeffer vermischen.

3. Lachsfilets und Spargel mit der Olivenölmischung bestreichen.

4. Grillen Sie die Lachsfilets etwa 5–7 Minuten pro Seite oder bis der Lachs gar ist und sich leicht mit einer Gabel zerteilen lässt.

5. Den Spargel etwa 5 Minuten grillen, dabei gelegentlich wenden, bis er weich ist.

6. Servieren Sie den gegrillten Lachs mit Spargel als Beilage und garniert mit Zitronenschnitzen.

Nährwerte (pro Portion):

- Kalorien: 350

- Protein: 30g

- Kohlenhydrate: 6g

- Fett: 22g

- Natrium: 180 mg

- Kalium: 800 mg

Putenhackbraten

Zubereitungszeit: 15 Minuten

Kochzeit: 60 Minuten

Portionen: 6

Zutaten:

- 1 1/2 Pfund gemahlener Truthahn

- 1 kleine Zwiebel, fein gehackt

- 1 Karotte, gerieben

- 1 Selleriestange, fein gehackt

- 1/2 Tasse Vollkorn-Semmelbrösel

- 1/4 Tasse fettarme Milch

- 2 Esslöffel Ketchup (natriumarm)

- 1 Esslöffel Worcestershire-Sauce

- 1 Ei, geschlagen

- 2 Knoblauchzehen, gehackt

- 1 Teelöffel getrockneter Thymian

- 1/2 Teelöffel Salz (optional)

- 1/4 Teelöffel schwarzer Pfeffer

Richtungen:

1. Heizen Sie Ihren Backofen auf 350 °F (175 °C) vor.

2. In einer großen Schüssel Putenhackfleisch, Zwiebeln, Karotten, Sellerie, Semmelbrösel, Milch, Ketchup, Worcestershire-Sauce, Ei, Knoblauch, Thymian, Salz und schwarzen Pfeffer vermischen. Mischen, bis alles gut vermischt ist.

3. Geben Sie die Mischung in eine Kastenform und drücken Sie sie fest, sodass eine Laibform entsteht.

4. Im vorgeheizten Ofen 60 Minuten backen oder bis der Hackbraten gar ist und die Innentemperatur 165 °F (75 °C) erreicht.

5. Lassen Sie den Hackbraten 10 Minuten ruhen, bevor Sie ihn in Scheiben schneiden und servieren.

Nährwerte (pro Portion):

- Kalorien: 220

- Protein: 28g

- Kohlenhydrate: 10g

- Fett: 8g

- Natrium: 200 mg

- Kalium: 500 mg

Gefüllte Portobello Pilze

Zubereitungszeit: 15 Minuten

Kochzeit: 25 Minuten

Portionen: 4

Zutaten:

- 4 große Portobello-Pilze, Stiele entfernt

- 1 Tasse frischer Spinat, gehackt

- 1/2 Tasse Kirschtomaten, halbiert

- 1/4 Tasse rote Zwiebel, fein gehackt

- 1/4 Tasse Feta-Käse, zerbröckelt

- 2 Esslöffel Olivenöl

- 1 Knoblauchzehe, gehackt

- 1/2 Teelöffel getrockneter Oregano

- 1/4 Teelöffel schwarzer Pfeffer

Richtungen:

1. Heizen Sie Ihren Backofen auf 375 °F (190 °C) vor.

2. In einer Pfanne 1 Esslöffel Olivenöl bei mittlerer Hitze erhitzen. Fügen Sie den Knoblauch und die Zwiebel hinzu und braten Sie sie etwa 5 Minuten lang an, bis sie weich sind.

3. Den gehackten Spinat und die Kirschtomaten in die Pfanne geben und ca. 2-3 Minuten kochen, bis der Spinat zusammengefallen ist.

4. Legen Sie die Portobello-Pilze auf ein Backblech. Die Pilze mit dem restlichen Olivenöl bestreichen.

5. Die Spinatmischung gleichmäßig in jede Pilzkappe geben.

6. Mit zerbröckeltem Feta-Käse und getrocknetem Oregano bestreuen.

7. Im vorgeheizten Ofen 20–25 Minuten backen, bis die Pilze weich und die Füllung durchgewärmt sind.

8. Heiß servieren, garniert mit schwarzem Pfeffer.

Nährwerte (pro Portion):

- Kalorien: 180

- Protein: 5g

- Kohlenhydrate: 10g

- Fett: 14g

- Natrium: 200 mg

- Kalium: 450 mg

Zubereitungszeit: 15 Minuten

Kochzeit: 30 Minuten

Portionen: 4

Zutaten:

- 1 1/2 Pfund Schweinefilet

- 4 Knoblauchzehen, gehackt

- 2 Esslöffel Olivenöl

- 1 Esslöffel frischer Rosmarin, gehackt

- 1 Esslöffel frischer Thymian, gehackt

- Saft von 1 Zitrone

- 1/2 Teelöffel Salz (optional)

- 1/4 Teelöffel schwarzer Pfeffer

Richtungen:

1. Heizen Sie Ihren Backofen auf 400 °F (200 °C) vor.

2. In einer kleinen Schüssel gehackten Knoblauch, Olivenöl, Rosmarin, Thymian, Zitronensaft, Salz und schwarzen Pfeffer vermischen.

3. Reiben Sie das gesamte Schweinefilet mit der Knoblauch-Kräuter-Mischung ein.

4. Legen Sie das Schweinefilet in einen Bräter und braten Sie es im vorgeheizten Ofen 25–30 Minuten lang oder bis die Innentemperatur 145 °F (63 °C) erreicht.

5. Lassen Sie das Schweinefleisch 10 Minuten ruhen, bevor Sie es in Scheiben schneiden und servieren.

Nährwert (pro Portion):

- Kalorien: 250

- Protein: 27g

- Kohlenhydrate: 2g

- Fett: 15g

- Natrium: 220 mg

- Kalium: 500 mg

Spaghettikürbis mit Tomaten-Basilikum-Sauce

Zubereitungszeit: 15 Minuten

Kochzeit: 40 Minuten

Portionen: 4

Zutaten:

- 1 großer Spaghettikürbis

- 2 Tassen Kirschtomaten, halbiert

- 1/2 Tasse frische Basilikumblätter, gehackt

- 1 kleine Zwiebel, gehackt

- 2 Knoblauchzehen, gehackt

- 2 Esslöffel Olivenöl

- 1/4 Teelöffel Salz (optional)

- 1/4 Teelöffel schwarzer Pfeffer

- 1/4 Tasse geriebener Parmesankäse (optional)

Richtungen:

1. Heizen Sie Ihren Backofen auf 400 °F (200 °C) vor. Den Spaghettikürbis der Länge nach halbieren und die Kerne entfernen.

2. Legen Sie die Kürbishälften mit der Schnittfläche nach unten auf ein Backblech und backen Sie sie 30–40 Minuten lang oder bis sie weich sind.

3. Während der Kürbis backt, erhitzen Sie das Olivenöl in einer Pfanne bei mittlerer Hitze. Fügen Sie die Zwiebel und den Knoblauch hinzu und braten Sie sie etwa 5 Minuten lang an, bis sie weich sind.

4. Kirschtomaten, Salz und schwarzen Pfeffer hinzufügen und weitere 10 Minuten kochen lassen, bis die Tomaten weich und die Sauce leicht eingedickt sind.

5. Nehmen Sie den Kürbis aus dem Ofen und kratzen Sie die Stränge mit einer Gabel in eine Schüssel.

6. Den Spaghettikürbis mit der Tomaten-Basilikum-Sauce vermischen und nach Belieben mit geriebenem Parmesan bestreuen. Heiß servieren.

Nährwerte (pro Portion):

- Kalorien: 180

- Protein: 4g

- Kohlenhydrate: 18g

- Fett: 10g

- Natrium: 180 mg

- Kalium: 600 mg

Gebackener Tilapia mit Zitrone und Dill

Zubereitungszeit: 10 Minuten

Kochzeit: 20 Minuten

Portionen: 4

Zutaten:

- 4 Tilapiafilets

- 2 Esslöffel Olivenöl

- Saft von 1 Zitrone

- 1 Esslöffel frischer Dill, gehackt

- 2 Knoblauchzehen, gehackt

- 1/4 Teelöffel Salz (optional)

- 1/4 Teelöffel schwarzer Pfeffer

- Zitronenscheiben zum Garnieren

Richtungen:

1. Heizen Sie Ihren Backofen auf 375 °F (190 °C) vor.

2. In einer kleinen Schüssel Olivenöl, Zitronensaft, Dill, Knoblauch, Salz und schwarzen Pfeffer vermischen.

3. Legen Sie die Tilapiafilets in eine Auflaufform und bestreichen Sie sie mit der Zitronen-Dill-Mischung.

4. Im vorgeheizten Ofen 15–20 Minuten backen oder bis der Fisch gar ist und sich mit einer Gabel leicht zerteilen lässt.

5. Mit Zitronenscheiben garnieren und heiß servieren.

Nährwerte (pro Portion):

- Kalorien: 200

- Protein: 22g

- Kohlenhydrate: 2g

- Fett: 11g

- Natrium: 150 mg

- Kalium: 450 mg

Linsen-Gemüse-Eintopf

Zubereitungszeit: 15 Minuten

Kochzeit: 40 Minuten

Portionen: 6

Zutaten:

- 1 Tasse getrocknete Linsen, abgespült

- 1 kleine Zwiebel, gehackt

- 2 Karotten, gehackt

- 2 Selleriestangen, gehackt

- 2 Knoblauchzehen, gehackt

- 1 Dose (14,5 oz) gewürfelte Tomaten (ohne Salzzusatz)

- 4 Tassen natriumarme Gemüsebrühe

- 1 Esslöffel Olivenöl

- 1 Teelöffel getrockneter Thymian

- 1 Teelöffel getrockneter Oregano

- 1/2 Teelöffel Kreuzkümmel

- 1/4 Teelöffel schwarzer Pfeffer

- 2 Tassen frische Spinatblätter

Richtungen:

1. Das Olivenöl in einem großen Topf bei mittlerer Hitze erhitzen. Fügen Sie die Zwiebel, die Karotten, den Sellerie und den Knoblauch hinzu und braten Sie sie etwa 5 Minuten lang an, bis sie weich sind.

2. Linsen, Tomatenwürfel, Gemüsebrühe, Thymian, Oregano, Kreuzkümmel und schwarzen Pfeffer hinzufügen.

3. Bringen Sie die Mischung zum Kochen, reduzieren Sie dann die Hitze und lassen Sie sie 30–35 Minuten lang köcheln, oder bis die Linsen weich sind.

4. Die frischen Spinatblätter einrühren und weitere 5 Minuten kochen lassen, bis der Spinat zusammengefallen ist.

5. Heiß servieren.

Nährwert (pro Portion):

- Kalorien: 250

- Protein: 12g

- Kohlenhydrate: 40g

- Fett: 5g

- Natrium: 150 mg

- Kalium: 750 mg

Rindfleischpfanne mit Brokkoli

Zubereitungszeit: 15 Minuten

Kochzeit: 15 Minuten

Portionen: 4

Zutaten:

- 1 Pfund mageres Rinderfilet, in dünne Scheiben geschnitten

- 2 Tassen Brokkoliröschen

- 1 rote Paprika, in dünne Scheiben geschnitten

- 1 kleine Zwiebel, in Scheiben geschnitten

- 2 Knoblauchzehen, gehackt

- 2 Esslöffel natriumarme Sojasauce

- 1 Esslöffel Austernsauce

- 1 Esslöffel Olivenöl

- 1 Teelöffel geriebener Ingwer

- 1/4 Teelöffel schwarzer Pfeffer

- Gekochter brauner Reis zum Servieren

Richtungen:

1. In einer kleinen Schüssel Sojasauce, Austernsauce und geriebenen Ingwer vermischen.

2. Erhitzen Sie das Olivenöl in einer großen Pfanne oder einem Wok bei mittlerer bis hoher Hitze. Den Knoblauch und die Zwiebel dazugeben und 2 Minuten anbraten, bis sie duften.

3. Das geschnittene Rindfleisch in die Pfanne geben und ca. 3-4 Minuten braten, bis es braun ist.

4. Brokkoli und rote Paprika dazugeben und weitere 5-7 Minuten kochen, bis das Gemüse zart-knusprig ist.

5. Die Sojasaucenmischung über das Rindfleisch und das Gemüse gießen, umrühren und erhitzen.

6. Mit schwarzem Pfeffer würzen und heiß über gekochtem braunem Reis servieren.

Nährwert (pro Portion):

- Kalorien: 300

- Protein: 25g

- Kohlenhydrate: 20g

- Fett: 12g

- Natrium: 400 mg

- Kalium: 600 mg

Zuchinilasagne

Zubereitungszeit: 20 Minuten

Kochzeit: 45 Minuten

Portionen: 6

Zutaten:

- 3 große Zucchini, der Länge nach in dünne Streifen geschnitten

- 1 Pfund gemahlener Truthahn

- 2 Tassen natriumarme Marinara-Sauce

- 1 Tasse teilentrahmter Ricotta-Käse

- 1 Tasse geriebener Mozzarella-Käse

- 1/2 Tasse geriebener Parmesankäse

- 1 Ei

- 1 kleine Zwiebel, gehackt

- 2 Knoblauchzehen, gehackt

- 1 Esslöffel Olivenöl

- 1 Teelöffel getrockneter Oregano

- 1/2 Teelöffel getrocknetes Basilikum

- 1/4 Teelöffel schwarzer Pfeffer

Richtungen:

1. Heizen Sie Ihren Backofen auf 375 °F (190 °C) vor.

2. Das Olivenöl in einer großen Pfanne bei mittlerer Hitze erhitzen. Fügen Sie die Zwiebel und den Knoblauch hinzu und braten Sie sie etwa 5 Minuten lang an, bis sie weich sind.

3. Fügen Sie das Putenhackfleisch hinzu und kochen Sie es, bis es braun und nicht mehr rosa ist. Marinara-Sauce, Oregano, Basilikum und schwarzen Pfeffer unterrühren. 10 Minuten köcheln lassen.

4. In einer Schüssel Ricotta, Ei und 1/4 Tasse Parmesan vermischen.

5. In einer 9 x 13 Zoll großen Auflaufform eine dünne Schicht der Fleischsauce verteilen. Mit Zucchinischeiben belegen und dann etwas von der Ricotta-Mischung auf den Zucchini verteilen. Wiederholen Sie die Schichten, bis alle Zutaten aufgebraucht sind, und schließen Sie mit einer Schicht Fleischsoße ab.

6. Die Oberseite mit Mozzarella-Käse und dem restlichen Parmesankäse bestreuen.

7. Im vorgeheizten Ofen 35–45 Minuten backen, bis der Käse Blasen bildet und goldbraun ist. Vor dem Schneiden und Servieren 10 Minuten ruhen lassen.

Nährwert (pro Portion):

- Kalorien: 320

- Protein: 25g

- Kohlenhydrate: 10g

- Fett: 20g

- Natrium: 450 mg

- Kalium: 750 mg

Hähnchen- und Gemüsespiesse

Zubereitungszeit: 20 Minuten (plus 30 Minuten Marinierzeit)

Kochzeit: 15 Minuten

Portionen: 4

Zutaten:

- 1 Pfund Hähnchenbrust ohne Knochen und Haut, in 2,5 cm große Würfel geschnitten

- 1 rote Paprika, in 2,5 cm große Stücke geschnitten

- 1 gelbe Paprika, in 2,5 cm große Stücke geschnitten

- 1 rote Zwiebel, in 2,5 cm große Stücke geschnitten

- 1 Zucchini, in 1/2-Zoll-Scheiben geschnitten

- 1/4 Tasse Olivenöl

- Saft von 1 Zitrone

- 2 Knoblauchzehen, gehackt

- 1 Teelöffel getrockneter Oregano

- 1/2 Teelöffel getrockneter Thymian

- 1/4 Teelöffel Salz (optional)

- 1/4 Teelöffel schwarzer Pfeffer

- Holz- oder Metallspieße

Richtungen:

1. In einer Schüssel Olivenöl, Zitronensaft, Knoblauch, Oregano, Thymian, Salz und schwarzen Pfeffer verrühren.

2. Die Hähnchenwürfel in die Marinade geben und verrühren. Abdecken und mindestens 30 Minuten im Kühlschrank lagern.

3. Heizen Sie den Grill auf mittlere bis hohe Hitze vor.

4. Hähnchen, Paprika, Zwiebeln und Zucchini abwechselnd auf Spieße stecken.

5. Die Spieße 10–15 Minuten grillen und dabei gelegentlich wenden, bis das Hähnchen gar und das Gemüse zart ist.

6. Heiß servieren, nach Wunsch mit zusätzlichem Zitronensaft garniert.

Nährwerte (pro Portion):

- Kalorien: 250

- Protein: 26g

- Kohlenhydrate: 8g

- Fett: 14g

- Natrium: 200 mg

- Kalium: 600 mg

Gegrillte Garnelen mit Ananassalsa

Zubereitungszeit: 20 Minuten

Kochzeit: 10 Minuten

Portionen: 4

Zutaten:

- 1 Pfund große Garnele, geschält und entdarmt

- 1 Esslöffel Olivenöl

- Saft von 1 Limette

- 1/2 Teelöffel Chilipulver

- 1/4 Teelöffel Salz (optional)

- 1/4 Teelöffel schwarzer Pfeffer

Ananas Salsa:

- 1 Tasse frische Ananas, gewürfelt

- 1/2 rote Paprika, gewürfelt

- 1/4 rote Zwiebel, fein gehackt

- 1 Jalapeño, entkernt und fein gehackt

- 2 Esslöffel frischer Koriander, gehackt

- Saft von 1 Limette

Richtungen:

1. In einer Schüssel die Garnelen mit Olivenöl, Limettensaft, Chilipulver, Salz und schwarzem Pfeffer vermengen.

2. Heizen Sie den Grill auf mittlere bis hohe Hitze vor.

3. Die Garnelen auf Spieße stecken und 2-3 Minuten pro Seite grillen, bis sie rosa und undurchsichtig sind.

4. Während die Garnelen grillen, alle Salsa-Zutaten in einer Schüssel vermischen und gut vermischen.

5. Servieren Sie die gegrillten Garnelen mit Ananassalsa als Beilage.

Nährwerte (pro Portion):

- Kalorien: 200

- Protein: 22g

- Kohlenhydrate: 12g

- Fett: 8g

- Natrium: 300 mg

- Kalium: 300 mg

Aubergine mit Parmesan

Zubereitungszeit: 20 Minuten

Kochzeit: 45 Minuten

Portionen: 6

Zutaten:

- 2 große Auberginen, in 1/4-Zoll-Runden geschnitten

- 1 Tasse Vollkorn-Semmelbrösel

- 1/2 Tasse geriebener Parmesankäse

- 2 Tassen natriumarme Marinara-Sauce

- 1 1/2 Tassen geriebener teilentrahmter Mozzarella-Käse

- 1/2 Tasse Allzweckmehl

- 2 Eier, geschlagen

- 2 Esslöffel Olivenöl

- 1 Teelöffel getrocknetes Basilikum

- 1 Teelöffel getrockneter Oregano

- 1/4 Teelöffel Salz (optional)

- 1/4 Teelöffel schwarzer Pfeffer

Richtungen:

1. Heizen Sie Ihren Backofen auf 375 °F (190 °C) vor. Ein Backblech leicht mit Olivenöl einfetten.

2. Stellen Sie eine Panierstation mit drei flachen Schüsseln auf: eine mit Mehl, eine mit geschlagenen Eiern und eine mit einer Mischung aus

Semmelbröseln, Parmesankäse, Basilikum, Oregano, Salz und schwarzem Pfeffer.

3. Tauchen Sie jede Auberginenscheibe in das Mehl, dann in das Ei und schließlich in die Semmelbröselmischung und drücken Sie sie leicht an, damit sie festkleben.

4. Die panierten Auberginenscheiben auf das vorbereitete Backblech legen und 20 Minuten backen, dabei nach der Hälfte der Zeit wenden, bis sie goldbraun sind.

5. Verteilen Sie eine halbe Tasse Marinara-Sauce auf dem Boden einer 9 x 13 Zoll großen Auflaufform. Eine Schicht Auberginenscheiben auf der Soße anrichten. Noch mehr Marinara-Sauce über die Aubergine geben und mit Mozzarella-Käse bestreuen.

6. Wiederholen Sie die Schichten und enden Sie mit Marinara-Sauce und einer abschließenden Prise Mozzarella und Parmesankäse.

7. 25 Minuten backen, bis der Käse Blasen bildet und goldbraun ist. Lassen Sie das Gericht vor dem Servieren 10 Minuten ruhen.

Nährwerte (pro Portion):

- Kalorien: 280

- Protein: 15g

- Kohlenhydrate: 30g

- Fett: 12g

- Natrium: 450 mg

- Kalium: 600 mg

Truthahn-Süßkartoffel-Auflauf

Zubereitungszeit: 20 Minuten

Kochzeit: 45 Minuten

Portionen: 6

Zutaten:

- 1 Pfund gemahlener Truthahn

- 2 große Süßkartoffeln, geschält und gewürfelt

- 1 kleine Zwiebel, gehackt

- 2 Knoblauchzehen, gehackt

- 1 Tasse natriumarme Hühnerbrühe

- 1 Tasse gefrorene Erbsen und Karotten

- 1/2 Tasse geriebener fettarmer Cheddar-Käse

- 2 Esslöffel Olivenöl

- 1 Teelöffel getrockneter Thymian

- 1/2 Teelöffel getrockneter Salbei

- 1/4 Teelöffel Salz (optional)

- 1/4 Teelöffel schwarzer Pfeffer

Richtungen:

1. Heizen Sie Ihren Backofen auf 375 °F (190 °C) vor.

2. Geben Sie die Süßkartoffelwürfel in einen großen Topf mit kochendem Wasser und kochen Sie sie etwa 10–15 Minuten lang, bis sie weich sind. Abgießen und mit einer Gabel oder einem Kartoffelstampfer zerdrücken.

3. Während die Süßkartoffeln kochen, erhitzen Sie 1 Esslöffel Olivenöl in einer großen Pfanne bei mittlerer Hitze. Fügen Sie die Zwiebel und den Knoblauch hinzu und braten Sie sie etwa 5 Minuten lang an, bis sie weich sind.

4. Geben Sie das Putenhackfleisch in die Pfanne und kochen Sie es, bis es braun und nicht mehr rosa ist. Thymian, Salbei, Salz und schwarzen Pfeffer unterrühren.

5. Die Hühnerbrühe sowie die gefrorenen Erbsen und Karotten in die Pfanne geben und 5 Minuten köcheln lassen.

6. Verteilen Sie die Truthahnmischung auf dem Boden einer 9 x 13 Zoll großen Auflaufform. Mit dem Süßkartoffelpüree belegen und gleichmäßig verteilen. Mit dem restlichen Olivenöl beträufeln und mit geriebenem Cheddar-Käse bestreuen.

7. Im vorgeheizten Ofen 25–30 Minuten backen, bis der Käse geschmolzen ist und Blasen bildet. Vor dem Servieren 10 Minuten abkühlen lassen.

Nährwerte (pro Portion):

- Kalorien: 320

- Protein: 22g

- Kohlenhydrate: 30g

- Fett: 14g

- Natrium: 250 mg

- Kalium: 700 mg

Zubereitungszeit: 15 Minuten

Kochzeit: 40 Minuten

Portionen: 4

Zutaten:

- 8 Hähnchenschenkel mit Knochen und Haut

- 3 Esslöffel Olivenöl

- Saft und Schale von 2 Zitronen

- 4 Knoblauchzehen, gehackt

- 2 Esslöffel frischer Rosmarin, gehackt

- 1 Teelöffel getrockneter Thymian

- 1/2 Teelöffel Salz (optional)

- 1/4 Teelöffel schwarzer Pfeffer

- Zitronenspalten zum Garnieren

Richtungen:

1. Heizen Sie Ihren Backofen auf 400 °F (200 °C) vor.

2. In einer kleinen Schüssel Olivenöl, Zitronensaft, Zitronenschale, Knoblauch, Rosmarin, Thymian, Salz und schwarzen Pfeffer vermischen.

3. Legen Sie die Hähnchenschenkel in eine große Auflaufform. Gießen Sie die Zitronen-Rosmarin-Mischung über das Huhn und achten Sie darauf, dass jedes Stück gut bedeckt ist.

4. Im vorgeheizten Ofen 35–40 Minuten backen oder bis das Hähnchen gar ist und die Haut knusprig und goldbraun ist.

5. Nach Belieben mit Zitronenspalten und zusätzlichem Rosmarin garnieren. Heiß servieren.

Nährwert (pro Portion):

- Kalorien: 400

- Protein: 30g

- Kohlenhydrate: 4g

- Fett: 28g

- Natrium: 300 mg

- Kalium: 400 mg

Gebackener Kabeljau mit Kräutern

Zubereitungszeit: 10 Minuten

Kochzeit: 20 Minuten

Portionen: 4

Zutaten:

- 4 Kabeljaufilets

- 2 Esslöffel Olivenöl

- Saft von 1 Zitrone

- 2 Knoblauchzehen, gehackt

- 2 Esslöffel frische Petersilie, gehackt

- 1 Teelöffel getrockneter Dill

- 1/2 Teelöffel Salz (optional)

- 1/4 Teelöffel schwarzer Pfeffer

- Zitronenschnitze zum Garnieren

Richtungen:

1. Heizen Sie Ihren Backofen auf 375 °F (190 °C) vor.

2. In einer kleinen Schüssel Olivenöl, Zitronensaft, Knoblauch, Petersilie, Dill, Salz und schwarzen Pfeffer vermischen.

3. Die Kabeljaufilets in eine Auflaufform legen. Gießen Sie die Kräutermischung über den Kabeljau und achten Sie darauf, dass jedes Filet gut bedeckt ist.

4. Im vorgeheizten Ofen 15–20 Minuten backen oder bis der Fisch gar ist und sich mit einer Gabel leicht zerteilen lässt.

5. Nach Belieben mit Zitronenspalten und zusätzlicher Petersilie garnieren. Heiß servieren.

Nährwert (pro Portion):

- Kalorien: 200

- Protein: 25g

- Kohlenhydrate: 2g

- Fett: 10g

- Natrium: 180 mg

- Kalium: 450 mg

Blumenkohl-Makkaroni und Käse

Zubereitungszeit: 15 Minuten

Kochzeit: 25 Minuten

Portionen: 6

Zutaten:

- 1 großer Blumenkohlkopf, in Röschen geschnitten

- 2 Esslöffel Butter

- 2 Esslöffel Allzweckmehl

- 2 Tassen fettarme Milch

- 1 Tasse geriebenen, scharfen Cheddar Käse

- 1/2 Tasse geriebener Parmesankäse

- 1/4 Teelöffel Knoblauchpulver

- 1/4 Teelöffel Zwiebelpulver

- 1/4 Teelöffel Salz (optional)

- 1/4 Teelöffel schwarzer Pfeffer

- 1/4 Tasse Vollkorn-Semmelbrösel

- 2 Esslöffel gehackte frische Petersilie (optional)

Richtungen:

1. Heizen Sie Ihren Backofen auf 375 °F (190 °C) vor.

2. Die Blumenkohlröschen ca. 10 Minuten dämpfen, bis sie weich sind. Abtropfen lassen und beiseite stellen.

3. In einem mittelgroßen Topf die Butter bei mittlerer Hitze schmelzen. Das Mehl einrühren und unter ständigem Rühren 1 Minute kochen lassen.

4. Nach und nach die Milch hinzufügen und weiterrühren, bis die Mischung glatt ist und anfängt einzudicken.

5. Nehmen Sie den Topf vom Herd und rühren Sie Cheddar-Käse, Parmesankäse, Knoblauchpulver, Zwiebelpulver, Salz und schwarzen Pfeffer ein, bis der Käse geschmolzen und die Sauce glatt ist.

6. In einer großen Rührschüssel den gekochten Blumenkohl mit der Käsesauce vermischen und vorsichtig umrühren.

7. Übertragen Sie die Blumenkohlmischung in eine 9 x 13 Zoll große Auflaufform. Die Semmelbrösel gleichmäßig darüber streuen.

8. Im vorgeheizten Ofen 15 Minuten backen oder bis die Oberfläche goldbraun und sprudelnd ist.

9. Nach Belieben mit gehackter Petersilie garnieren. Heiß servieren.

Nährwerte (pro Portion):

- Kalorien: 220

- Protein: 10g

- Kohlenhydrate: 12g

- Fett: 14g

- Natrium: 300 mg

- Kalium: 450 mg

Hühnchen und Brokkoli Alfredo

Zubereitungszeit: 15 Minuten

Kochzeit: 25 Minuten

Portionen: 4

Zutaten:

- 2 Hähnchenbrüste ohne Knochen und Haut, in mundgerechte Stücke geschnitten

- 2 Tassen Brokkoliröschen

- 8 Unzen Vollkorn-Fettuccine

- 1 Tasse fettarme Milch

- 1/2 Tasse geriebener Parmesankäse

- 2 Knoblauchzehen, gehackt

- 2 Esslöffel Butter

- 1 Esslöffel Allzweckmehl

- 1/4 Teelöffel Salz (optional)

- 1/4 Teelöffel schwarzer Pfeffer

- 1 Esslöffel Olivenöl

Richtungen:

1. Fettuccine nach Packungsanleitung kochen. Geben Sie die Brokkoliröschen während der letzten 3 Minuten des Kochens in das kochende Nudelwasser. Abtropfen lassen und beiseite stellen.

2. In einer großen Pfanne das Olivenöl bei mittlerer bis hoher Hitze erhitzen. Fügen Sie die Hähnchenteile hinzu und kochen Sie sie etwa 5–7 Minuten lang, bis sie braun und durchgegart sind. Das Hähnchen aus der Pfanne nehmen und beiseite stellen.

3. In derselben Pfanne die Butter bei mittlerer Hitze schmelzen. Fügen Sie den Knoblauch hinzu und kochen Sie ihn 1 Minute lang, bis er duftet.

4. Das Mehl einrühren und unter ständigem Rühren 1 Minute kochen lassen.

5. Nach und nach die Milch unter ständigem Rühren hinzufügen, bis die Mischung glatt ist und anfängt einzudicken.

6. Parmesankäse, Salz und schwarzen Pfeffer hinzufügen und weiterkochen, bis die Soße glatt und cremig ist.

7. Das gekochte Hähnchen und den Brokkoli in die Pfanne geben und mit der Alfredo-Sauce bestreichen.

8. Die Soße mit der gekochten Fettuccine und dem Brokkoli vermischen und gleichmäßig vermischen. Heiß servieren.

Nährwerte (pro Portion):

- Kalorien: 450

- Protein: 35g

- Kohlenhydrate: 40g

- Fett: 16g

- Natrium: 400 mg

- Kalium: 650 mg

Zubereitungszeit: 15 Minuten

Kochzeit: 25 Minuten

Portionen: 4

Zutaten:

- 4 Schweinekoteletts mit Knochen

- 1/2 Tasse Vollkorn-Semmelbrösel

- 1/4 Tasse geriebener Parmesankäse

- 2 Esslöffel frische Petersilie, gehackt

- 2 Esslöffel frischer Rosmarin, gehackt

- 2 Esslöffel Olivenöl

- 2 Knoblauchzehen, gehackt

- 1/2 Teelöffel Salz (optional)

- 1/4 Teelöffel schwarzer Pfeffer

- Zitronenspalten zum Garnieren

Richtungen:

1. Heizen Sie Ihren Backofen auf 375 °F (190 °C) vor.

2. In einer flachen Schüssel Semmelbrösel, Parmesankäse, Petersilie, Rosmarin, Salz und schwarzen Pfeffer vermengen.

3. Die Schweinekoteletts mit Olivenöl bestreichen und mit gehacktem Knoblauch einreiben.

4. Drücken Sie jedes Schweinekotelett in die Semmelbröselmischung und bedecken Sie beide Seiten gleichmäßig.

5. Legen Sie die Schweinekoteletts auf ein Backblech und backen Sie sie im vorgeheizten Ofen 20–25 Minuten lang oder bis die Schweinekoteletts gar sind und die Kruste goldbraun ist.

6. Mit Zitronenspalten garnieren und heiß servieren.

Nährwert (pro Portion):

- Kalorien: 350

- Protein: 30g

- Kohlenhydrate: 10g

- Fett: 20g

- Natrium: 300 mg

- Kalium: 500 mg

Gemüse-Paella

Zubereitungszeit: 20 Minuten

Kochzeit: 40 Minuten

Portionen: 6

Zutaten:

- 1 1/2 Tassen Arborio-Reis

- 1 rote Paprika, gewürfelt

- 1 grüne Paprika, gewürfelt

- 1 kleine Zwiebel, gehackt

- 2 Knoblauchzehen, gehackt

– 1 Tasse grüne Bohnen, geputzt und in 2,5 cm große Stücke geschnitten

- 1 Tasse Kirschtomaten, halbiert

- 1 Tasse gefrorene Erbsen

- 4 Tassen natriumarme Gemüsebrühe

- 1/4 Tasse Olivenöl

- 1 Teelöffel geräuchertes Paprikapulver

- 1/2 Teelöffel Safranfäden

- 1/2 Teelöffel Kurkuma

- 1/4 Teelöffel Salz (optional)

- 1/4 Teelöffel schwarzer Pfeffer

- Frische Petersilie, gehackt (zum Garnieren)

- Zitronenschnitze (zum Garnieren)

Richtungen:

1. Erhitzen Sie das Olivenöl in einer großen, tiefen Pfanne oder Paella-Pfanne bei mittlerer Hitze. Fügen Sie die Zwiebel und den Knoblauch hinzu und braten Sie sie etwa 5 Minuten lang an, bis sie weich sind.

2. Die roten und grünen Paprikaschoten und grünen Bohnen hinzufügen und weitere 5 Minuten kochen lassen.

3. Arborio-Reis, geräuchertes Paprikapulver, Safran, Kurkuma, Salz und schwarzen Pfeffer einrühren und 2 Minuten kochen lassen, um den Reis leicht zu rösten.

4. Die Gemüsebrühe hinzufügen und die Mischung zum Kochen bringen. Reduzieren Sie die Hitze auf eine niedrige Stufe und kochen Sie es ohne Deckel 20 Minuten lang unter gelegentlichem Rühren.

5. Kirschtomaten und Erbsen unterrühren und weitere 10 Minuten kochen lassen, bis der Reis weich ist und den größten Teil der Flüssigkeit aufgesogen hat.

6. Nehmen Sie die Pfanne vom Herd und lassen Sie die Paella vor dem Servieren 5 Minuten ruhen.

7. Mit gehackter Petersilie und Zitronenspalten garnieren. Heiß servieren.

Nährwerte (pro Portion):

- Kalorien: 350

- Protein: 7g

- Kohlenhydrate: 60g

- Fett: 10g

- Natrium: 250 mg

- Kalium: 550 mg

Kapitel 5:

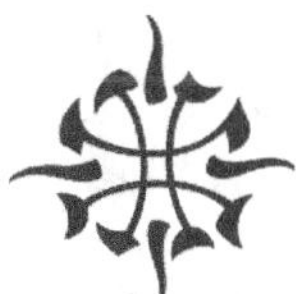

Geröstete Kichererbsen

Zubereitungszeit: 5 Minuten

Kochzeit: 40 Minuten

Portionen: 4

Zutaten:

- 2 Dosen (je 15 Unzen) Kichererbsen (Kichererbsen), abgetropft und abgespült

- 2 Esslöffel Olivenöl

- 1 Teelöffel gemahlener Kreuzkümmel

- 1 Teelöffel Paprika

- 1/2 Teelöffel Knoblauchpulver

- 1/2 Teelöffel Salz (optional)

- 1/4 Teelöffel schwarzer Pfeffer

Richtungen:

1. Heizen Sie Ihren Backofen auf 400 °F (200 °C) vor. Ein Backblech mit Backpapier auslegen.

2. Tupfen Sie die Kichererbsen mit einem sauberen Küchentuch oder Papiertüchern trocken. Verteile sie auf dem vorbereiteten Backblech.

3. Die Kichererbsen mit Olivenöl beträufeln und mit Kreuzkümmel, Paprika, Knoblauchpulver, Salz und schwarzem Pfeffer bestreuen. Zum gleichmäßigen Überziehen vermengen.

4. Im vorgeheizten Ofen 30–40 Minuten rösten, dabei alle 15 Minuten umrühren, bis die Kichererbsen goldbraun und knusprig sind.

5. Aus dem Ofen nehmen und vor dem Servieren etwas abkühlen lassen.

Nährwerte (pro Portion):

- Kalorien: 200

- Protein: 8g

- Kohlenhydrate: 25g

- Fett: 8g

- Natrium: 200 mg

- Kalium: 280 mg

Natriumarmes Popcorn

Zubereitungszeit: 5 Minuten

Kochzeit: 5 Minuten

Portionen: 4

Zutaten:

- 1/2 Tasse Popcornkerne

- 2 Esslöffel Olivenöl

- Salzfreie Gewürzmischung (optional)

Richtungen:

1. Das Olivenöl in einem großen Topf bei mittlerer bis hoher Hitze erhitzen. 3 Popcornkerne hinzufügen und den Topf mit einem Deckel abdecken.

2. Sobald die Testkörner platzen, geben Sie die restlichen Popcornkörner in den Topf und decken Sie ihn erneut ab. Schütteln Sie den Topf vorsichtig, um die Kerne gleichmäßig zu verteilen.

3. Kochen Sie weiter und schütteln Sie dabei gelegentlich den Topf, bis das Knacken auf 2-3 Sekunden zwischen den Knackgeräuschen nachlässt. Sofort vom Herd nehmen.

4. Geben Sie das Popcorn in eine große Schüssel und würzen Sie es bei Bedarf mit einer salzfreien Gewürzmischung. Vor dem Servieren gleichmäßig umrühren.

Nährwert (pro Portion):

- Kalorien: 100

- Protein: 2g

- Kohlenhydrate: 15g

- Fett: 4g

- Natrium: 0 mg

- Kalium: 50 mg

Gurken- und Hummus-Häppchen

Zubereitungszeit: 10 Minuten

Portionen: 4

Zutaten:

- 1 große Gurke, in Scheiben geschnitten

- 1/2 Tasse Hummus

- Frische Petersilienblätter zum Garnieren (optional)

Richtungen:

1. Die Gurkenscheiben auf einer Servierplatte anrichten.

2. Auf jede Gurkenscheibe einen Klecks Hummus geben.

3. Nach Belieben mit frischen Petersilienblättern garnieren. Sofort servieren.

Nährwert (pro Portion):

- Kalorien: 60

- Protein: 3g

- Kohlenhydrate: 7g

- Fett: 3g

- Natrium: 120 mg

- Kalium: 250 mg

Süßkartoffelpommes

Zubereitungszeit: 10 Minuten

Kochzeit: 25 Minuten

Portionen: 4

Zutaten:

- 2 große Süßkartoffeln, geschält und in Pommes geschnitten

- 2 Esslöffel Olivenöl

- 1 Teelöffel Paprika

- 1/2 Teelöffel Knoblauchpulver

- 1/2 Teelöffel Zwiebelpulver

- 1/4 Teelöffel Salz (optional)

- 1/4 Teelöffel schwarzer Pfeffer

Richtungen:

1. Heizen Sie Ihren Backofen auf 425 °F (220 °C) vor. Ein Backblech mit Backpapier auslegen.

2. In einer großen Schüssel die Süßkartoffel-Pommes mit Olivenöl, Paprika, Knoblauchpulver, Zwiebelpulver, Salz und schwarzem Pfeffer vermengen, bis sie gleichmäßig bedeckt sind.

3. Die gewürzten Süßkartoffel-Pommes in einer Schicht auf dem vorbereiteten Backblech verteilen.

4. Im vorgeheizten Ofen 20–25 Minuten backen, dabei nach der Hälfte der Zeit wenden, bis die Pommes goldbraun und knusprig sind.

5. Aus dem Ofen nehmen und vor dem Servieren etwas abkühlen lassen.

Nährwerte (pro Portion):

- Kalorien: 150

- Protein: 2g

- Kohlenhydrate: 25g

- Fett: 6g

- Natrium: 120 mg

- Kalium: 380 mg

Gebackene Zucchini-Chips

Zubereitungszeit: 10 Minuten

Kochzeit: 25 Minuten

Portionen: 4

Zutaten:

- 2 große Zucchini, in dünne Scheiben geschnitten

- 2 Esslöffel Olivenöl

- 1/4 Tasse geriebener Parmesankäse

- 1/2 Teelöffel Knoblauchpulver

Portionen: 4

Zutaten:

- 2 Paprika (jede Farbe), entkernt und in Scheiben geschnitten

- 2 Esslöffel Olivenöl

- 1 Teelöffel getrockneter Thymian

- 1/2 Teelöffel Knoblauchpulver

- 1/4 Teelöffel Salz (optional)

- 1/4 Teelöffel schwarzer Pfeffer

Richtungen:

1. Heizen Sie Ihren Backofen auf 425 °F (220 °C) vor. Ein Backblech mit Backpapier auslegen.

2. In einer großen Schüssel die Paprikascheiben mit Olivenöl, Thymian, Knoblauchpulver, Salz und schwarzem Pfeffer vermischen, bis sie gleichmäßig bedeckt sind.

3. Die gewürzten Paprikascheiben in einer Schicht auf dem vorbereiteten Backblech verteilen.

4. Im vorgeheizten Ofen 15–20 Minuten rösten, dabei nach der Hälfte der Zeit umrühren, bis die Paprikaschoten zart und leicht verkohlt sind.

5. Aus dem Ofen nehmen und vor dem Servieren etwas abkühlen lassen.

Nährwerte (pro Portion):

- Kalorien: 60

- Protein: 1g

- Kohlenhydrate: 4g

- Fett: 5g

- Natrium: 75 mg

- Kalium: 150 mg

Karotten-Sellerie-Sticks mit griechischem Joghurt-Dip

Zubereitungszeit: 10 Minuten

Portionen: 4

Zutaten:

- 2 Karotten, geschält und in Stifte geschnitten

- 2 Selleriestangen, in Stifte geschnitten

- 1 Tasse griechischer Joghurt

- 1 Esslöffel Zitronensaft

- 1 Teelöffel getrockneter Dill

- 1/4 Teelöffel Knoblauchpulver

- 1/4 Teelöffel Salz (optional)

- 1/4 Teelöffel schwarzer Pfeffer

Richtungen:

1. In einer kleinen Schüssel griechischen Joghurt, Zitronensaft, getrockneten Dill, Knoblauchpulver, Salz und schwarzen Pfeffer gut vermischen.

2. Die Karotten- und Selleriestangen auf einem Servierteller anrichten.

3. Mit dem griechischen Joghurt Dip servieren.

Nährwert (pro Portion):

- Kalorien: 50

- Protein: 4g

- Kohlenhydrate: 6g

- Fett: 1g

- Natrium: 100 mg

- Kalium: 200 mg

Marinierte Oliven

Zubereitungszeit: 10 Minuten

Marinierzeit: 1 Stunde

Portionen: 4

Zutaten:

- 1 Tasse gemischte Oliven (z. B. Kalamata-Oliven und grüne Oliven)

- 2 Esslöffel Olivenöl

- 2 Knoblauchzehen, gehackt

- 1 Teelöffel Zitronenschale

- 1 Teelöffel getrockneter Oregano

- 1/2 Teelöffel rote Pfefferflocken

- Frische Petersilie zum Garnieren (optional)

Richtungen:

1. In einer Schüssel Oliven, Olivenöl, gehackten Knoblauch, Zitronenschale, Oregano und rote Paprikaflocken vermischen. Mischen, um die Oliven gleichmäßig zu bedecken.

2. Decken Sie die Schüssel ab und lassen Sie die Oliven mindestens 1 Stunde lang im Kühlschrank marinieren, für den besten Geschmack auch über Nacht.

3. Vor dem Servieren nach Belieben mit frischer Petersilie garnieren. Gekühlt oder bei Zimmertemperatur servieren.

Nährwert (pro Portion):

- Kalorien: 100

- Protein: 1g

- Kohlenhydrate: 3g

- Fett: 10g

- Natrium: 300 mg

- Kalium: 50 mg

Grünkohlchips

Zubereitungszeit: 10 Minuten

Kochzeit: 15 Minuten

Portionen: 4

Zutaten:

- 1 Bund Grünkohl, Stiele entfernt und Blätter in mundgerechte Stücke gerissen

- 2 Esslöffel Olivenöl

- 1 Esslöffel Nährhefe (optional)

- 1/2 Teelöffel Knoblauchpulver

- 1/4 Teelöffel Salz (optional)

- 1/4 Teelöffel schwarzer Pfeffer

Richtungen:

1. Heizen Sie Ihren Backofen auf 350 °F (175 °C) vor. Ein Backblech mit Backpapier auslegen.

2. In einer großen Schüssel die Grünkohlblätter mit Olivenöl, Nährhefe (falls verwendet), Knoblauchpulver, Salz und schwarzem Pfeffer vermengen, bis sie gleichmäßig bedeckt sind.

3. Die gewürzten Grünkohlblätter in einer Schicht auf dem vorbereiteten Backblech verteilen.

4. Im vorgeheizten Ofen 12–15 Minuten backen oder bis die Grünkohlchips knusprig und leicht gebräunt sind.

5. Aus dem Ofen nehmen und vor dem Servieren etwas abkühlen lassen.

Nährwert (pro Portion):

- Kalorien: 70

- Protein: 2g

- Kohlenhydrate: 4g

- Fett: 5g

- Natrium: 100 mg

- Kalium: 250 mg

Erdbeer-Basilikum-Salat

Zubereitungszeit: 10 Minuten

Portionen: 4

Zutaten:

- 4 Tassen Babyspinat oder gemischtes Gemüse

- 1 Tasse frische Erdbeeren, in Scheiben geschnitten

- 1/4 Tasse frische Basilikumblätter, zerrissen

- 2 Esslöffel Balsamico-Essig

- 1 Esslöffel Olivenöl

- 1 Teelöffel Honig

- Salz und schwarzer Pfeffer nach Geschmack

- 2 Esslöffel gehobelte Mandeln (optional)

Richtungen:

1. In einer großen Schüssel Babyspinat, geschnittene Erdbeeren und zerrissene Basilikumblätter vermischen.

2. In einer kleinen Schüssel Balsamico-Essig, Olivenöl, Honig, Salz und schwarzen Pfeffer verrühren, um das Dressing herzustellen.

3. Das Dressing über den Salat träufeln und vorsichtig umrühren.

4. Nach Belieben gehobelte Mandeln darüber streuen. Sofort servieren.

Nährwert (pro Portion):

- Kalorien: 70

- Protein: 2g

- Kohlenhydrate: 8g

- Fett: 4g

- Natrium: 50 mg

- Kalium: 300 mg

Knoblauch-Blumenkohlpüree

Zubereitungszeit: 10 Minuten

Kochzeit: 20 Minuten

Portionen: 4

Zutaten:

- 1 großer Blumenkohlkopf, in Röschen geschnitten

- 2 Knoblauchzehen, gehackt

- 2 Esslöffel ungesalzene Butter

- 1/4 Tasse fettarme Milch oder ungesüßte Mandelmilch

- Salz und schwarzer Pfeffer nach Geschmack

- Gehackte frische Petersilie zum Garnieren (optional)

Richtungen:

1. Die Blumenkohlröschen etwa 10 Minuten lang dämpfen, bis sie weich sind. Gut abtropfen lassen.

2. In einem großen Topf die Butter bei mittlerer Hitze schmelzen. Fügen Sie den gehackten Knoblauch hinzu und kochen Sie ihn 1–2 Minuten lang, bis er duftet.

3. Den gedünsteten Blumenkohl zusammen mit der Milch in den Topf geben. Mit einem Kartoffelstampfer oder Stabmixer den Blumenkohl glatt pürieren.

4. Mit Salz und schwarzem Pfeffer abschmecken. Unter gelegentlichem Rühren weitere 5 Minuten kochen lassen, bis es durchgewärmt ist.

5. Den zerdrückten Blumenkohl auf eine Servierplatte geben und nach Wunsch mit gehackter frischer Petersilie garnieren. Heiß servieren.

Nährwerte (pro Portion):

- Kalorien: 60

- Protein: 2g

- Kohlenhydrate: 7g

- Fett: 4g

- Natrium: 45 mg

- Kalium: 380 mg

Zubereitungszeit: 10 Minuten

Kochzeit: 25 Minuten

Portionen: 4

Zutaten:

- 2 große Rüben, geschält und in dünne Scheiben geschnitten

- 2 Esslöffel Olivenöl

- 1 Teelöffel geräuchertes Paprikapulver

- 1/2 Teelöffel Knoblauchpulver

- 1/2 Teelöffel Salz (optional)

- 1/4 Teelöffel schwarzer Pfeffer

Richtungen:

1. Heizen Sie Ihren Backofen auf 375 °F (190 °C) vor. Ein Backblech mit Backpapier auslegen.

2. In einer großen Schüssel die Rübenscheiben mit Olivenöl, geräuchertem Paprika, Knoblauchpulver, Salz und schwarzem Pfeffer vermengen, bis sie gleichmäßig bedeckt sind.

3. Ordnen Sie die gewürzten Rübenscheiben in einer Schicht auf dem vorbereiteten Backblech an.

4. Im vorgeheizten Ofen 20–25 Minuten backen, dabei nach der Hälfte der Zeit wenden, bis die Rübenchips knusprig und leicht gebräunt sind.

5. Aus dem Ofen nehmen und vor dem Servieren etwas abkühlen lassen.

Nährwert (pro Portion):

- Kalorien: 80

- Protein: 2g

- Kohlenhydrate: 10g

- Fett: 4g

- Natrium: 150 mg

- Kalium: 300 mg

Gurkensalat mit Essig

Zubereitungszeit: 10 Minuten

Portionen: 4

Zutaten:

- 2 Gurken, in dünne Scheiben geschnitten

- 1/4 Tasse weißer Essig

- 2 Esslöffel Olivenöl

- 1 Esslöffel Honig

- 1 Teelöffel getrockneter Dill

- 1/4 Teelöffel Salz (optional)

- 1/4 Teelöffel schwarzer Pfeffer

- Dünn geschnittene rote Zwiebel zum Garnieren (optional)

Richtungen:

1. In einer großen Schüssel Gurkenscheiben, weißen Essig, Olivenöl, Honig, getrockneten Dill, Salz und schwarzen Pfeffer vermischen. Mischen, um die Gurken gleichmäßig zu bedecken.

2. Lassen Sie den Gurkensalat vor dem Servieren mindestens 30 Minuten im Kühlschrank marinieren.

3. Nach Belieben mit dünn geschnittenen roten Zwiebeln garnieren. Gekühlt servieren.

Nährwert (pro Portion):

- Kalorien: 70

- Protein: 1g

- Kohlenhydrate: 6g

- Fett: 5g

- Natrium: 75 mg

- Kalium: 250 mg

Gerösteter Butternusskürbis

Zubereitungszeit: 15 Minuten

Kochzeit: 30 Minuten

Portionen: 4

Zutaten:

- 1 mittelgroßer Butternusskürbis, geschält, entkernt und gewürfelt

- 2 Esslöffel Olivenöl

- 1 Teelöffel getrockneter Thymian

- 1 Teelöffel geräuchertes Paprikapulver

- 1/2 Teelöffel Knoblauchpulver

- 1/2 Teelöffel Salz (optional)

- 1/4 Teelöffel schwarzer Pfeffer

Richtungen:

1. Heizen Sie Ihren Backofen auf 400 °F (200 °C) vor. Ein Backblech mit Backpapier auslegen.

2. In einer großen Schüssel den gewürfelten Butternusskürbis mit Olivenöl, getrocknetem Thymian, geräuchertem Paprika, Knoblauchpulver, Salz und schwarzem Pfeffer vermischen, bis er gleichmäßig bedeckt ist.

3. Den gewürzten Butternusskürbis in einer einzigen Schicht auf dem vorbereiteten Backblech verteilen.

4. Im vorgeheizten Ofen 25–30 Minuten rösten, dabei nach der Hälfte der Zeit umrühren, bis der Kürbis zart und karamellisiert ist.

5. Aus dem Ofen nehmen und vor dem Servieren etwas abkühlen lassen.

Nährwert (pro Portion):

- Kalorien: 90

- Protein: 1g

- Kohlenhydrate: 12g

- Fett: 5g

- Natrium: 150 mg

- Kalium: 400 mg

Sautierte grüne Bohnen mit Mandeln

Zubereitungszeit: 10 Minuten

Kochzeit: 10 Minuten

Portionen: 4

Zutaten:

- 1 Pfund grüne Bohnen, geputzt

- 2 Esslöffel Olivenöl

- 1/4 Tasse gehobelte Mandeln

- 2 Knoblauchzehen, gehackt

- 1/2 Teelöffel Zitronenschale

- 1/4 Teelöffel Salz (optional)

- 1/4 Teelöffel schwarzer Pfeffer

- Zitronenspalten zum Servieren

Richtungen:

1. Das Olivenöl in einer großen Pfanne bei mittlerer Hitze erhitzen. Die gehobelten Mandeln dazugeben und ca. 2–3 Minuten goldbraun rösten.

2. Den gehackten Knoblauch und die Zitronenschale in die Pfanne geben und 1 Minute kochen lassen, bis ein angenehmer Duft entsteht.

3. Geben Sie die grünen Bohnen in die Pfanne und vermengen Sie sie mit dem Knoblauch und den Mandeln. Unter gelegentlichem Rühren 5–7 Minuten kochen, bis die grünen Bohnen knusprig und zart sind.

4. Mit Salz und schwarzem Pfeffer abschmecken. Heiß mit Zitronenspalten als Beilage servieren.

Nährwerte (pro Portion):

- Kalorien: 120

- Protein: 3g

- Kohlenhydrate: 9g

- Fett: 9g

- Natrium: 75 mg

- Kalium: 300 mg

Paprikastreifen mit Guacamole

Zubereitungszeit: 10 Minuten

Portionen: 4

Zutaten:

- 2 Paprika (jede Farbe), entkernt und in Streifen geschnitten

- 1 reife Avocado

- 1 Esslöffel Limettensaft

- 1/4 Teelöffel Knoblauchpulver

- 1/4 Teelöffel Zwiebelpulver

- 1/4 Teelöffel Salz (optional)

- 1/4 Teelöffel schwarzer Pfeffer

- Frische Korianderblätter zum Garnieren (optional)

Richtungen:

1. Die Paprikastreifen auf einem Servierteller anrichten.

2. In einer kleinen Schüssel die Avocado mit Limettensaft, Knoblauchpulver, Zwiebelpulver, Salz und schwarzem Pfeffer glatt rühren.

3. Die Paprikastreifen mit der Guacamole zum Dippen servieren.

4. Nach Belieben mit frischen Korianderblättern garnieren. Sofort servieren.

Nährwert (pro Portion):

- Kalorien: 80

- Protein: 2g

- Kohlenhydrate: 6g

- Fett: 6g

- Natrium: 75 mg

- Kalium: 300 mg

Gedämpftes Edamame

Zubereitungszeit: 5 Minuten

Kochzeit: 5 Minuten

Portionen: 4

Zutaten:

- 2 Tassen gefrorenes Edamame (ungeschält)

- 1 Esslöffel Meersalz (optional)

- Zitronenspalten zum Servieren

Richtungen:

1. Einen Topf Wasser zum Kochen bringen. Fügen Sie das gefrorene Edamame und Salz hinzu (falls verwendet).

2. 5 Minuten kochen lassen oder bis die Edamame-Schoten weich sind.

3. Edamame abtropfen lassen und in eine Servierschüssel geben.

4. Vor dem Essen mit Zitronenspalten zum Auspressen über den Edamame-Schoten servieren.

Nährwerte (pro Portion):

- Kalorien: 120

- Protein: 9g

- Kohlenhydrate: 8g

- Fett: 4g

- Natrium: 0 mg

- Kalium: 400 mg

Mit Spinat und Feta gefüllte Pilze

Zubereitungszeit: 15 Minuten

Kochzeit: 20 Minuten

Portionen: 4

Zutaten:

- 16 große Champignons, Stiele entfernt und beiseite gelegt

- 2 Tassen frischer Spinat, gehackt

- 1/2 Tasse zerbröselter Feta-Käse

- 2 Knoblauchzehen, gehackt

- 2 Esslöffel Olivenöl

- Salz und schwarzer Pfeffer nach Geschmack

- Gehackte frische Petersilie zum Garnieren (optional)

Richtungen:

1. Heizen Sie Ihren Backofen auf 375 °F (190 °C) vor. Ein Backblech mit Backpapier auslegen.

2. Die beiseite gelegten Pilzstiele fein hacken.

3. In einer Pfanne Olivenöl bei mittlerer Hitze erhitzen. Die gehackten Pilzstiele und den gehackten Knoblauch hinzufügen und ca. 3 Minuten kochen lassen, bis sie weich sind.

4. Den gehackten Spinat in die Pfanne geben und ca. 2 Minuten kochen, bis er zusammengefallen ist.

5. Nehmen Sie die Pfanne vom Herd und rühren Sie den zerbröselten Feta-Käse unter. Mit Salz und schwarzem Pfeffer abschmecken.

6. Die Spinat-Feta-Mischung in die ausgehöhlten Pilzkappen geben und diese großzügig füllen.

7. Die gefüllten Champignons auf das vorbereitete Backblech legen und im vorgeheizten Ofen 15–20 Minuten backen, oder bis die Champignons weich und die Füllung goldbraun sind.

8. Nach Belieben mit gehackter frischer Petersilie garnieren. Heiß servieren.

Nährwerte (pro Portion):

- Kalorien: 120

- Protein: 6g

- Kohlenhydrate: 6g

- Fett: 9g

- Natrium: 200 mg

- Kalium: 400 mg

Zitronen-Dill-Karottensticks

Zubereitungszeit: 10 Minuten

Kochzeit: 5 Minuten

Portionen: 4

Zutaten:

- 4 große Karotten, geschält und in Stifte geschnitten

- 1 Esslöffel Olivenöl

- 1 Esslöffel frischer Dill, gehackt

- 1 Esslöffel Zitronensaft

- 1/4 Teelöffel Knoblauchpulver

- 1/4 Teelöffel Salz (optional)

- 1/4 Teelöffel schwarzer Pfeffer

Richtungen:

1. Die Karottenstifte ca. 5 Minuten dämpfen, bis sie weich sind. Gut abtropfen lassen.

2. In einer großen Schüssel die gedünsteten Karottenstifte mit Olivenöl, frischem Dill, Zitronensaft, Knoblauchpulver, Salz und schwarzem Pfeffer vermischen, bis sie gleichmäßig bedeckt sind.

3. Je nach Vorliebe heiß oder gekühlt servieren.

Nährwerte (pro Portion):

- Kalorien: 60

- Protein: 1g

- Kohlenhydrate: 7g

- Fett: 4g

- Natrium: 150 mg

- Kalium: 250 mg

Kapitel 6:

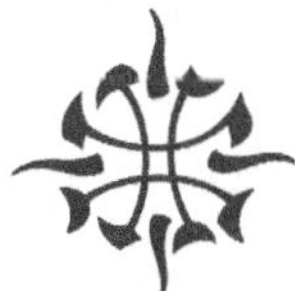

SÜSSE LECKEREIEN

Gemischtes Beerensorbet

Zubereitungszeit: 10 Minuten

Gefrierzeit: 4 Stunden

Portionen: 4

Zutaten:

- 3 Tassen gemischte Beeren (wie Erdbeeren, Blaubeeren und Himbeeren), frisch oder gefroren

- 1/4 Tasse Honig oder Ahornsirup

- 1 Esslöffel Zitronensaft

- Frische Minzblätter zum Garnieren (optional)

Richtungen:

1. In einem Mixer oder einer Küchenmaschine die gemischten Beeren, Honig oder Ahornsirup und Zitronensaft vermischen.

2. Mischen, bis alles glatt und gut vermischt ist.

3. Gießen Sie die Mischung in eine flache Schüssel oder Backform.

4. Mit Plastikfolie abdecken und für mindestens 4 Stunden oder bis es fest ist in den Gefrierschrank stellen.

5. Sobald das Sorbet gefroren ist, schaben Sie die Oberfläche mit einer Gabel ab, um eine flockige Textur zu erhalten.

6. In Schüsseln oder Gläsern servieren, auf Wunsch mit frischen Minzblättern garniert.

Nährwert (pro Portion):

- Kalorien: 100

- Protein: 1g

- Kohlenhydrate: 25g

- Fett: 0g

- Natrium: 0 mg

- Kalium: 150 mg

Apfelchip

Zubereitungszeit: 15 Minuten

Backzeit: 45 Minuten

Portionen: 4

Zutaten:

- 4 Tassen Äpfel, geschält, entkernt und in Scheiben geschnitten

- 1 Esslöffel Zitronensaft

- 1/4 Tasse Honig oder Ahornsirup

- 1 Teelöffel gemahlener Zimt

- 1/2 Tasse altmodische Haferflocken

- 1/4 Tasse Mandelmehl

- 2 Esslöffel Kokosöl, geschmolzen

- 2 Esslöffel gehackte Pekannüsse oder Walnüsse (optional)

Richtungen:

1. Heizen Sie Ihren Backofen auf 350 °F (175 °C) vor. Eine Auflaufform mit Kokosöl einfetten.

2. In einer großen Schüssel die Apfelscheiben mit Zitronensaft, Honig oder Ahornsirup und gemahlenem Zimt vermengen, bis sie gut bedeckt sind.

3. Geben Sie die Apfelmischung in die vorbereitete Auflaufform und verteilen Sie sie gleichmäßig.

4. In derselben Schüssel Haferflocken, Mandelmehl, geschmolzenes Kokosöl und gehackte Nüsse (falls verwendet) vermischen. Mischen, bis es krümelig ist.

5. Streuen Sie die Hafermischung über die Äpfel in der Auflaufform.

6. Im vorgeheizten Ofen 40–45 Minuten backen oder bis der Belag goldbraun und die Äpfel zart sind.

7. Aus dem Ofen nehmen und vor dem Servieren etwas abkühlen lassen.

Nährwerte (pro Portion):

- Kalorien: 250

- Protein: 3g

- Kohlenhydrate: 45g

- Fett: 8g

- Natrium: 0 mg

- Kalium: 250 mg

Zitronenriegel

Zubereitungszeit: 15 Minuten

Backzeit: 25 Minuten

Portionen: 4

Zutaten:

- 1 Tasse Mandelmehl

- 1/4 Tasse Kokosmehl

- 1/4 Tasse Kokosöl, geschmolzen

- 1/4 Tasse Honig oder Ahornsirup

- Schale von 1 Zitrone

- 1/4 Tasse frischer Zitronensaft

- 2 Eier

- Puderzucker zum Bestäuben (optional)

Richtungen:

1. Heizen Sie Ihren Backofen auf 350 °F (175 °C) vor. Eine Auflaufform mit Kokosöl einfetten.

2. In einer Schüssel Mandelmehl, Kokosmehl, geschmolzenes Kokosöl und Honig oder Ahornsirup vermischen. Mischen, bis ein Teig entsteht.

3. Den Teig gleichmäßig auf den Boden der vorbereiteten Auflaufform drücken.

4. Im vorgeheizten Backofen 10 Minuten backen.

5. In einer anderen Schüssel Zitronenschale, Zitronensaft und Eier verrühren, bis alles gut vermischt ist.

6. Gießen Sie die Zitronenmischung über die teilweise gebackene Kruste.

7. Zurück in den Ofen und weitere 15 Minuten backen, oder bis die Füllung fest ist.

8. Vor dem Schneiden in Quadrate vollständig abkühlen lassen. Nach Belieben mit Puderzucker bestäuben.

Nährwerte (pro Portion):

- Kalorien: 300

- Protein: 6g

- Kohlenhydrate: 25g

- Fett: 20g

- Natrium: 50 mg

- Kalium: 150 mg

Kokosnussmakronen

Zubereitungszeit: 10 Minuten

Backzeit: 15 Minuten

Portionen: 4

Zutaten:

- 2 Tassen Kokosraspeln (ungesüßt)

- 1/4 Tasse Honig oder Ahornsirup

- 2 Eiweiß

- 1 Teelöffel Vanilleextrakt

- Prise Salz

Richtungen:

1. Heizen Sie Ihren Backofen auf 350 °F (175 °C) vor. Ein Backblech mit Backpapier auslegen.

2. In einer Schüssel die Kokosraspeln, Honig oder Ahornsirup, Eiweiß, Vanilleextrakt und Salz vermischen. Mischen, bis alles gut vermischt ist.

3. Mit einem Löffel oder einer Keksschaufel die Masse portionieren und auf dem vorbereiteten Backblech kleine Häufchen formen.

4. Im vorgeheizten Ofen 12–15 Minuten backen oder bis die Kokosmakronen an den Rändern goldbraun sind.

5. Aus dem Ofen nehmen und einige Minuten auf dem Backblech abkühlen lassen, bevor es zum vollständigen Abkühlen auf einen Rost gelegt wird.

Nährwert (pro Portion):

- Kalorien: 200

- Protein: 3g

- Kohlenhydrate: 20g

- Fett: 12g

- Natrium: 70 mg

- Kalium: 150 mg

Chia-Samen-Pudding mit Mango

Zubereitungszeit: 5 Minuten

Kühlzeit: 4 Stunden oder über Nacht

Portionen: 4

Zutaten:

- 1/2 Tasse Chiasamen

- 2 Tassen ungesüßte Mandelmilch oder Kokosmilch

- 1 Esslöffel Honig oder Ahornsirup (optional)

- 1 Teelöffel Vanilleextrakt

- 1 reife Mango, geschält und gewürfelt

- Frische Minzblätter zum Garnieren (optional)

Richtungen:

1. In einer Schüssel Chiasamen, Mandelmilch oder Kokosmilch, Honig oder Ahornsirup (falls verwendet) und Vanilleextrakt verrühren, bis alles gut vermischt ist.

2. Decken Sie die Schüssel ab und stellen Sie sie mindestens 4 Stunden oder über Nacht unter gelegentlichem Rühren in den Kühlschrank, bis die Mischung eindickt und eine puddingartige Konsistenz erhält.

3. Zum Servieren den Chiasamen-Pudding in Schüsseln oder Gläser verteilen. Mit Mangowürfeln belegen und nach Belieben mit frischen Minzblättern garnieren.

Nährwerte (pro Portion):

- Kalorien: 150

- Protein: 4g

- Kohlenhydrate: 20g

- Fett: 7g

- Natrium: 100 mg

- Kalium: 180 mg

Bratäpfel mit Zimt

Zubereitungszeit: 10 Minuten

Backzeit: 30 Minuten

Portionen: 4

Zutaten:

- 4 große Äpfel, entkernt

- 2 Esslöffel Honig oder Ahornsirup

- 1 Esslöffel Zitronensaft

- 1 Teelöffel gemahlener Zimt

- 1/4 Teelöffel gemahlene Muskatnuss

- 1/4 Tasse gehackte Walnüsse oder Pekannüsse (optional)

- Griechischer Joghurt oder Vanilleeis zum Servieren (optional)

Richtungen:

1. Heizen Sie Ihren Backofen auf 375 °F (190 °C) vor. Eine Auflaufform mit Kokosöl einfetten.

2. Legen Sie die entkernten Äpfel in die vorbereitete Auflaufform.

3. In einer kleinen Schüssel Honig oder Ahornsirup, Zitronensaft, Zimt und Muskatnuss vermischen.

4. Die Mischung in die Mitte jedes Apfels geben.

5. Im vorgeheizten Ofen 25–30 Minuten backen oder bis die Äpfel weich sind.

6. Aus dem Ofen nehmen und vor dem Servieren etwas abkühlen lassen.

7. Optional: Vor dem Servieren gehackte Walnüsse oder Pekannüsse über die Bratäpfel streuen. Nach Belieben mit griechischem Joghurt oder Vanilleeis servieren.

Nährwert (pro Portion):

- Kalorien: 150

- Protein: 1g

- Kohlenhydrate: 30g

- Fett: 3g

- Natrium: 0 mg

- Kalium: 200 mg

Zubereitungszeit: 10 Minuten

Gefrierzeit: 4 Stunden oder über Nacht

Portionen: 4

Zutaten:

- 2 Tassen frische oder gefrorene Blaubeeren

- 1/4 Tasse Honig oder Ahornsirup

- 1 Esslöffel frischer Zitronensaft

- Schale von 1 Zitrone

- 1 Tasse griechischer Naturjoghurt

Richtungen:

1. In einem Mixer Blaubeeren, Honig oder Ahornsirup, Zitronensaft und Zitronenschale vermischen. Alles glatt rühren.

2. Mischen Sie in einer separaten Schüssel die Blaubeermischung mit griechischem Joghurt, bis alles gut vermischt ist.

3. Gießen Sie die Mischung in Eis am Stiel-Formen.

4. Eisstiele in die Formen stecken und mindestens 4 Stunden oder über Nacht einfrieren, bis sie fest sind.

5. Um das Eis aus der Form zu lösen, lassen Sie einige Sekunden lang warmes Wasser über die Außenseite der Formen laufen und ziehen Sie die Eis am Stiel vorsichtig heraus.

6. Sofort servieren oder in einem luftdichten Behälter im Gefrierschrank aufbewahren.

Nährwert (pro Portion):

- Kalorien: 120

- Protein: 4g

- Kohlenhydrate: 20g

- Fett: 3g

- Natrium: 20 mg

- Kalium: 150 mg

Zuckerarmes Bananenbrot

Zubereitungszeit: 15 Minuten

Backzeit: 50 Minuten

Portionen: 8

Zutaten:

- 3 reife Bananen, zerdrückt

- 1/4 Tasse ungesüßtes Apfelmus

- 1/4 Tasse Kokosöl, geschmolzen

- 2 Eier

- 1 Teelöffel Vanilleextrakt

- 1 1/2 Tassen Vollkornmehl

- 1 Teelöffel Backpulver

- 1/2 Teelöffel Backpulver

- 1/2 Teelöffel gemahlener Zimt

- 1/4 Teelöffel Salz

- 1/4 Tasse gehackte Walnüsse oder Pekannüsse (optional)

Richtungen:

1. Heizen Sie Ihren Backofen auf 350 °F (175 °C) vor. Eine Kastenform mit Kokosöl einfetten oder mit Backpapier auslegen.

2. In einer großen Schüssel die zerdrückten Bananen, das Apfelmus, das geschmolzene Kokosöl, die Eier und den Vanilleextrakt gut vermischen.

3. In einer separaten Schüssel Vollkornmehl, Backpulver, Natron, Zimt und Salz verrühren.

4. Geben Sie nach und nach die trockenen Zutaten zu den feuchten Zutaten hinzu und rühren Sie, bis alles gut vermischt ist. Nicht zu viel mischen.

5. Gehackte Walnüsse oder Pekannüsse unterheben, falls verwendet.

6. Den Teig in die vorbereitete Kastenform füllen und mit einem Spatel glatt streichen.

7. Im vorgeheizten Ofen 45–50 Minuten backen oder bis ein in die Mitte gesteckter Zahnstocher sauber herauskommt.

8. Aus dem Ofen nehmen und 10 Minuten in der Pfanne abkühlen lassen, bevor man es zum vollständigen Abkühlen auf einen Rost legt.

Nährwerte (pro Portion):

- Kalorien: 200

- Protein: 4g

- Kohlenhydrate: 25g

- Fett: 10g

- Natrium: 150 mg

Himbeergelato

Zubereitungszeit: 10 Minuten

Kühlzeit: 4 Stunden oder über Nacht

Portionen: 4

Zutaten:

- 2 Tassen frische oder gefrorene Himbeeren

- 1/4 Tasse Honig oder Ahornsirup

- 1 Tasse griechischer Naturjoghurt

- 1 Teelöffel Vanilleextrakt

- Frische Himbeeren zum Garnieren (optional)

- Minzblätter zum Garnieren (optional)

Richtungen:

1. In einem Mixer Himbeeren, Honig oder Ahornsirup, griechischen Joghurt und Vanilleextrakt vermischen. Alles glatt rühren.

2. Gießen Sie die Mischung in eine flache Schüssel oder Backform.

3. Mit Plastikfolie abdecken und mindestens 4 Stunden oder über Nacht einfrieren, dabei gelegentlich umrühren, bis die Masse fest ist.

4. Sobald das Gelato gefroren ist, in Schüsseln oder Gläser füllen. Nach Belieben mit frischen Himbeeren und Minzblättern garnieren.

Nährwerte (pro Portion):

- Kalorien: 150

- Protein: 6g

- Kohlenhydrate: 25g

- Fett: 2g

- Natrium: 25 mg

- Kalium: 150 mg

Kürbiskuchen-Häppchen

Zubereitungszeit: 15 Minuten

Backzeit: 20 Minuten

Portionen: 4

Zutaten:

- 1 Tasse Kürbispüree

- 1/4 Tasse Honig oder Ahornsirup

- 2 Eier

- 1 Teelöffel gemahlener Zimt

- 1/2 Teelöffel gemahlene Muskatnuss

- 1/4 Teelöffel gemahlene Nelken

- 1/4 Teelöffel gemahlener Ingwer

- 1/4 Teelöffel Salz (optional)

- Schlagsahne zum Servieren (optional)

Richtungen:

1. Heizen Sie Ihren Backofen auf 350 °F (175 °C) vor. Eine Mini-Muffinform mit Kokosöl einfetten oder mit Backpapier auslegen.

2. In einer Schüssel Kürbispüree, Honig oder Ahornsirup, Eier, Zimt, Muskatnuss, Nelken, Ingwer und Salz (falls verwendet) verrühren, bis eine glatte Masse entsteht.

3. Geben Sie die Kürbismischung in die vorbereitete Muffinform und füllen Sie jeden Hohlraum zu etwa drei Vierteln.

4. Im vorgeheizten Ofen 18 bis 20 Minuten backen oder bis es fest ist und an den Rändern leicht gebräunt ist.

5. Aus dem Ofen nehmen und 5 Minuten in der Muffinform abkühlen lassen, bevor man sie zum vollständigen Abkühlen auf einen Rost legt.

6. Kürbiskuchenhäppchen nach Wunsch mit Schlagsahne servieren.

Nährwerte (pro Portion):

- Kalorien: 120

- Protein: 3g

- Kohlenhydrate: 15g

- Fett: 5g

- Natrium: 75 mg

- Kalium: 200 mg

Mandelbutterkekse

Zubereitungszeit: 10 Minuten

Backzeit: 12 Minuten

Portionen: 4

Zutaten:

- 1 Tasse Mandelmehl

- 1/4 Tasse Mandelbutter

- 1/4 Tasse Honig oder Ahornsirup

- 1 Ei

- 1 Teelöffel Vanilleextrakt

- 1/4 Teelöffel Backpulver

- Prise Salz

Richtungen:

1. Heizen Sie Ihren Backofen auf 350 °F (175 °C) vor. Ein Backblech mit Backpapier auslegen.

2. In einer Schüssel Mandelmehl, Mandelbutter, Honig oder Ahornsirup, Ei, Vanilleextrakt, Backpulver und Salz gut vermischen.

3. Rollen Sie den Teig zu kleinen Kugeln und legen Sie diese auf das vorbereitete Backblech.

4. Drücken Sie jeden Keks mit einer Gabel leicht flach und zeichnen Sie oben ein Kreuzmuster.

5. Im vorgeheizten Ofen 10-12 Minuten backen oder bis die Ränder goldbraun sind.

6. Aus dem Ofen nehmen und 5 Minuten auf dem Backblech abkühlen lassen, bevor es zum vollständigen Abkühlen auf einen Rost gelegt wird.

Nährwert (pro Portion):

- Kalorien: 200

- Protein: 6g

- Kohlenhydrate: 15g

- Fett: 15g

- Natrium: 75 mg

- Kalium: 100 mg

Zubereitungszeit: 10 Minuten

Kochzeit: 15 Minuten

Portionen: 4

Zutaten:

- 2 reife Birnen, geschält, entkernt und gewürfelt

- 2 Esslöffel Honig oder Ahornsirup

- 1 Esslöffel Zitronensaft

- 1 Teelöffel geriebener frischer Ingwer

- 1/2 Teelöffel gemahlener Zimt

- Prise Salz (optional)

Richtungen:

1. In einem Topf die gewürfelten Birnen, Honig oder Ahornsirup, Zitronensaft, geriebenen Ingwer, gemahlenen Zimt und Salz (falls verwendet) vermischen.

2. Bei mittlerer Hitze unter gelegentlichem Rühren 10–15 Minuten kochen, oder bis die Birnen weich sind und die Mischung eingedickt ist.

3. Vom Herd nehmen und vor dem Servieren etwas abkühlen lassen.

4. Birnen-Ingwer-Kompott warm oder gekühlt als Topping für Joghurt, Haferflocken, Pfannkuchen oder Eis servieren.

Nährwert (pro Portion):

- Kalorien: 80

- Protein: 1g

- Kohlenhydrate: 20g

- Fett: 0g

- Natrium: 0 mg

- Kalium: 100 mg

Schokoladen-Avocado-Mousse

Zubereitungszeit: 10 Minuten

Abkühlzeit: 1 Stunde

Portionen: 4

Zutaten:

- 2 reife Avocados

- 1/4 Tasse Kakaopulver

- 1/4 Tasse Honig oder Ahornsirup

- 1 Teelöffel Vanilleextrakt

- Prise Salz

- Frische Beeren zum Garnieren (optional)

Richtungen:

1. In einem Mixer oder einer Küchenmaschine die reifen Avocados, Kakaopulver, Honig oder Ahornsirup, Vanilleextrakt und Salz vermischen.

2. Pürieren Sie alles, bis es glatt und cremig ist, und kratzen Sie dabei nach Bedarf an den Seiten des Mixers nach unten.

3. Geben Sie die Mousse in Schüsseln oder Gläser.

4. Abdecken und mindestens 1 Stunde im Kühlschrank lagern, damit es abkühlt und fest wird.

5. Bei Bedarf vor dem Servieren mit frischen Beeren garnieren.

Nährwerte (pro Portion):

- Kalorien: 200

- Protein: 3g

- Kohlenhydrate: 20g

- Fett: 15g

- Natrium: 5 mg

- Kalium: 400 mg

Erdbeerkuchen

Zubereitungszeit: 20 Minuten

Backzeit: 15 Minuten

Portionen: 4

Zutaten:

- 1 Tasse Allzweckmehl

- 2 Esslöffel Zucker

- 1 1/2 Teelöffel Backpulver

- 1/4 Teelöffel Salz

- 1/4 Tasse kalte, ungesalzene Butter, in kleine Stücke geschnitten

- 1/3 Tasse Milch

- 1 Teelöffel Vanilleextrakt

- 1 Tasse geschnittene Erdbeeren

- Schlagsahne zum Servieren

Richtungen:

1. Heizen Sie Ihren Backofen auf 425 °F (220 °C) vor. Ein Backblech mit Backpapier auslegen.

2. In einer großen Schüssel Mehl, Zucker, Backpulver und Salz vermischen.

3. Schneiden Sie die kalte Butter mit einem Mixer oder einer Gabel hinein, bis die Mischung groben Krümeln ähnelt.

4. Milch und Vanilleextrakt einrühren, bis alles gut vermischt ist.

5. Geben Sie den Teig löffelweise auf das vorbereitete Backblech und formen Sie 4 Shortcakes.

6. Im vorgeheizten Ofen 12–15 Minuten backen, bis es goldbraun ist.

7. Aus dem Ofen nehmen und auf einem Kuchengitter abkühlen lassen.

8. Zum Servieren die Shortcakes horizontal in zwei Hälften teilen. Belegen Sie jede untere Hälfte mit geschnittenen Erdbeeren und Schlagsahne und bedecken Sie sie dann mit den oberen Hälften.

Nährwerte (pro Portion):

- Kalorien: 250

- Protein: 4g

- Kohlenhydrate: 35g

- Fett: 10g

- Natrium: 200 mg

- Kalium: 150 mg

Ananas-Upside-Down-Kuchen

Zubereitungszeit: 20 Minuten

Backzeit: 35 Minuten

Portionen: 4

Zutaten:

- 1/4 Tasse ungesalzene Butter

- 1/2 Tasse brauner Zucker

- 1 Dose Ananasringe, abgetropft

- Maraschino-Kirschen zum Garnieren

- 1 Tasse Allzweckmehl

- 3/4 Tasse Zucker

- 1 Teelöffel Backpulver

- 1/4 Teelöffel Salz

- 1/2 Tasse Milch

- 1/4 Tasse Pflanzenöl

- 1 Ei

- 1 Teelöffel Vanilleextrakt

Richtungen:

1. Heizen Sie Ihren Backofen auf 350 °F (175 °C) vor. Eine runde Kuchenform einfetten.

2. In einem kleinen Topf die Butter bei mittlerer Hitze schmelzen. Den braunen Zucker einrühren, bis er sich aufgelöst hat.

3. Gießen Sie die Butter-Zucker-Mischung auf den Boden der gefetteten Kuchenform.

4. Ordnen Sie die Ananasringe auf der Butter-Zucker-Mischung an und platzieren Sie eine Kirsche in der Mitte jedes Ananasrings.

5. In einer großen Schüssel Mehl, Zucker, Backpulver und Salz vermischen.

6. In einer separaten Schüssel Milch, Pflanzenöl, Ei und Vanilleextrakt verrühren.

7. Geben Sie nach und nach die feuchten Zutaten zu den trockenen Zutaten hinzu und rühren Sie, bis alles gut vermischt ist.

8. Den Teig über die Ananas und Kirschen in der Kuchenform gießen.

9. Im vorgeheizten Ofen 30–35 Minuten backen oder bis ein in die Mitte gesteckter Zahnstocher sauber herauskommt.

10. Aus dem Ofen nehmen und 10 Minuten in der Pfanne abkühlen lassen, bevor es auf einen Servierteller gestürzt wird.

Nährwert (pro Portion):

- Kalorien: 400

- Protein: 4g

- Kohlenhydrate: 65g

- Fett: 15g

- Natrium: 300 mg

- Kalium: 150 mg

Mit Zimt geröstete Pfirsiche

Zubereitungszeit: 10 Minuten

Backzeit: 20 Minuten

Portionen: 4

Zutaten:

- 4 reife Pfirsiche, halbiert und entkernt

- 2 Esslöffel Honig oder Ahornsirup

- 1 Teelöffel gemahlener Zimt

- Prise Salz

- Griechischer Joghurt oder Vanilleeis zum Servieren

Richtungen:

1. Heizen Sie Ihren Backofen auf 375 °F (190 °C) vor. Ein Backblech mit Backpapier auslegen.

2. Die Pfirsichhälften mit der Schnittfläche nach oben auf das vorbereitete Backblech legen.

3. Den Honig oder Ahornsirup über die Pfirsichhälften träufeln.

4. Mit gemahlenem Zimt und einer Prise Salz bestreuen.

5. Im vorgeheizten Ofen 15–20 Minuten rösten, oder bis die Pfirsiche zart und karamellisiert sind.

6. Aus dem Ofen nehmen und vor dem Servieren etwas abkühlen lassen.

7. Servieren Sie geröstete Pfirsiche mit einem Klecks griechischem Joghurt oder einer Kugel Vanilleeis.

Nährwerte (pro Portion):

- Kalorien: 100

- Protein: 1g

- Kohlenhydrate: 25g

- Fett: 0g

- Natrium: 0 mg

- Kalium: 250 mg

Vanille-Mandel-Milchpudding

Zubereitungszeit: 10 Minuten

Abkühlzeit: 2 Stunden

Portionen: 4

Zutaten:

- 2 Tassen ungesüßte Mandelmilch

- 1/4 Tasse Honig oder Ahornsirup

- 1/4 Tasse Maisstärke

- 1 Teelöffel Vanilleextrakt

- Mandelblättchen zum Garnieren (optional)

Richtungen:

1. In einem Topf Mandelmilch, Honig oder Ahornsirup und Maisstärke verrühren, bis eine glatte Masse entsteht.

2. Stellen Sie den Topf auf mittlere Hitze und kochen Sie unter ständigem Rühren etwa 5–7 Minuten lang, bis die Mischung eindickt.

3. Vom Herd nehmen und den Vanilleextrakt einrühren.

4. Den Pudding in Schüsseln oder Gläser füllen.

5. Abdecken und mindestens 2 Stunden im Kühlschrank lagern, damit es abkühlt und fest wird.

6. Vor dem Servieren nach Belieben mit Mandelblättchen garnieren.

Nährwerte (pro Portion):

- Kalorien: 100

- Protein: 1g

- Kohlenhydrate: 20g

- Fett: 2g

- Natrium: 100 mg

- Kalium: 150 mg

Cranberry-Orangen-Scones

Zubereitungszeit: 15 Minuten

Backzeit: 15 Minuten

Portionen: 4

Zutaten:

- 2 Tassen Allzweckmehl

- 1/4 Tasse Zucker

- 1 Esslöffel Backpulver

- 1/2 Teelöffel Salz

- 1/2 Tasse kalte, ungesalzene Butter, gewürfelt

- 1/2 Tasse getrocknete Preiselbeeren

- Schale von 1 Orange

- 1/2 Tasse Milch

- 1 Ei, geschlagen

- Turbinadozucker zum Bestreuen (optional)

Richtungen:

1. Heizen Sie Ihren Backofen auf 400 °F (200 °C) vor. Ein Backblech mit Backpapier auslegen.

2. In einer großen Schüssel Mehl, Zucker, Backpulver und Salz vermischen.

3. Schneiden Sie die kalte Butter mit einem Mixer oder einer Gabel hinein, bis die Mischung groben Krümeln ähnelt.

4. Getrocknete Preiselbeeren und Orangenschale unterrühren.

5. In einer separaten Schüssel Milch und geschlagenes Ei verquirlen.

6. Nach und nach die Milchmischung zur Mehlmischung geben und rühren, bis ein Teig entsteht.

7. Den Teig auf eine leicht bemehlte Fläche geben und einige Male vorsichtig kneten, bis er glatt ist.

8. Den Teig zu einem etwa 2,5 cm dicken Kreis formen. In 8 Spalten schneiden.

9. Legen Sie die Scones auf das vorbereitete Backblech. Nach Belieben mit Turbinado-Zucker bestreuen.

10. Im vorgeheizten Ofen 12–15 Minuten backen, oder bis es goldbraun ist.

11. Aus dem Ofen nehmen und vor dem Servieren auf einem Kuchengitter abkühlen lassen.

Nährwert (pro Portion):

- Kalorien: 350

- Protein: 6g

- Kohlenhydrate: 45g

- Fett: 15g

- Natrium: 400 mg

- Kalium: 150 mg

Zubereitungszeit: 10 Minuten

Kühlzeit: 4 Stunden oder über Nacht

Portionen: 4

Zutaten:

- 1 Tasse frisch gepresster Limettensaft

- 1 Tasse Zucker

- 2 Tassen kaltes Wasser

- Schale von 2 Limetten

- Minzblätter zum Garnieren (optional)

Richtungen:

1. In einer großen Schüssel Limettensaft, Zucker und kaltes Wasser verrühren, bis sich der Zucker aufgelöst hat.

2. Limettenschale unterrühren.

3. Gießen Sie die Mischung in eine flache Schüssel oder Backform.

4. Mit Plastikfolie abdecken und mindestens 4 Stunden oder über Nacht unter gelegentlichem Rühren einfrieren, bis die Masse fest ist.

5. Sobald das Sorbet gefroren ist, schaben Sie die Oberfläche mit einer Gabel ab, um eine flockige Textur zu erhalten.

6. In Schüsseln oder Gläsern servieren, nach Belieben mit Minzblättern garniert.

Nährwerte (pro Portion):

- Kalorien: 200

- Protein: 0g

- Kohlenhydrate: 50g

- Fett: 0g

- Natrium: 0 mg

- Kalium: 50 mg

Erdbeeren mit Schokoladenüberzug

Zubereitungszeit: 15 Minuten

Abkühlzeit: 30 Minuten

Portionen: 4

Zutaten:

- 1 Tasse halbsüße Schokoladenstückchen

- 1 Esslöffel Kokosöl

- 12 große Erdbeeren, gewaschen und getrocknet

- Verschiedene Toppings (gehackte Nüsse, Kokosraspeln, Streusel) (optional)

Richtungen:

1. Ein Backblech mit Backpapier auslegen.

2. In einer mikrowellengeeigneten Schüssel die Schokoladenstückchen und das Kokosöl vermischen.

3. In 30-Sekunden-Intervallen in die Mikrowelle geben und zwischendurch umrühren, bis die Schokolade geschmolzen und glatt ist.

4. Fassen Sie jede Erdbeere am Stiel und tauchen Sie sie in die geschmolzene Schokolade, wobei Sie sie schwenken, bis sie gleichmäßig bedeckt ist.

5. Legen Sie die eingetauchten Erdbeeren auf das vorbereitete Backblech.

6. Optional: Mit verschiedenen Toppings bestreuen, bevor die Schokolade fest wird.

7. Legen Sie das Backblech für 30 Minuten in den Kühlschrank, oder bis die Schokolade fest ist.

8. Servieren Sie mit Schokolade überzogene Erdbeeren als dekadentes Dessert oder Snack.

Nährwert (pro Portion):

- Kalorien: 200

- Protein: 2g

- Kohlenhydrate: 25g

- Fett: 12g

- Natrium: 0 mg

- Kalium: 150 mg

Kapitel 7:

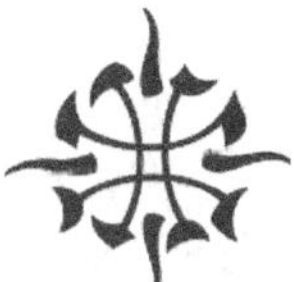

Aufrechterhaltung einer ausgewogenen Ernährung bei CKD

Bei der Behandlung einer chronischen Nierenerkrankung (CKD) ist die Aufrechterhaltung einer ausgewogenen Ernährung für die Unterstützung der Nierenfunktion und der allgemeinen Gesundheit von entscheidender Bedeutung. Hier sind einige wichtige Grundsätze, die Sie beachten sollten:

1. Überwachen Sie die Proteinaufnahme: Zu viel Protein kann die Nieren belasten, daher ist es wichtig, die richtige Menge zu sich zu nehmen. Arbeiten Sie mit einem Arzt oder Ernährungsberater zusammen, um Ihren individuellen Proteinbedarf zu ermitteln, und wählen Sie hochwertige Quellen wie mageres Fleisch, Geflügel, Fisch, Eier, Milchprodukte und pflanzliche Proteine wie Bohnen, Linsen und Tofu.

2. Kontrollieren Sie Phosphor und Kalium: Eine chronische Nierenerkrankung kann zu einem Ungleichgewicht des Phosphor- und Kaliumspiegels im Blut führen. Begrenzen Sie Lebensmittel mit hohem Phosphorgehalt, wie Milchprodukte, Nüsse, Samen und verarbeitete Lebensmittel. Kontrollieren Sie auch die Kaliumaufnahme, indem Sie kaliumreiche Lebensmittel wie Bananen, Orangen, Tomaten und Kartoffeln meiden.

3. Achten Sie auf die Natriumaufnahme: Zu viel Natrium kann den Blutdruck erhöhen und zur Flüssigkeitsansammlung beitragen. Begrenzen Sie verarbeitete Lebensmittel, Dosensuppen, salzige Snacks und

Restaurantgerichte und entscheiden Sie sich stattdessen für frische, vollwertige Lebensmittel, gewürzt mit Kräutern und Gewürzen.

4. Wählen Sie gesunde Fette: Integrieren Sie gesunde Fettquellen wie Olivenöl, Avocado, Nüsse und Samen in Ihre Ernährung und begrenzen Sie gleichzeitig gesättigte Fette und Transfette, die in frittierten Lebensmitteln, fettem Fleisch und verpackten Snacks enthalten sind.

5. Kontrollieren Sie die Flüssigkeitsaufnahme: Abhängig von Ihrem CNI-Stadium und Ihrem individuellen Gesundheitszustand müssen Sie möglicherweise die Flüssigkeitsaufnahme überwachen, um Flüssigkeitsansammlungen im Körper zu verhindern. Eine Begrenzung des Natriumgehalts kann dazu beitragen, Durst und Flüssigkeitsansammlungen zu reduzieren, und die Überwachung der Flüssigkeitsaufnahme über den Tag hinweg kann dabei helfen, den Flüssigkeitshaushalt in den Griff zu bekommen.

6. Kohlenhydrate überwachen: Achten Sie auf die Kohlenhydrataufnahme und bevorzugen Sie komplexe Kohlenhydrate wie Vollkornprodukte, Obst, Gemüse und Hülsenfrüchte gegenüber raffinierten Kohlenhydraten wie Weißbrot, zuckerhaltigen Snacks und Desserts. Die Kontrolle des Blutzuckerspiegels ist besonders für Menschen mit Diabetes, einer häufigen Komplikation einer chronischen Nierenerkrankung, von entscheidender Bedeutung.

7. Bleiben Sie hydriert: Ausreichend Flüssigkeit zu sich zu nehmen ist wichtig für die Gesundheit Ihrer Nieren, aber Personen mit chronischer Nierenerkrankung müssen je nach Zustand möglicherweise ihre Flüssigkeitsaufnahme begrenzen. Arbeiten Sie mit Ihrem Gesundheitsteam zusammen, um die richtige Flüssigkeitsmenge für Sie zu bestimmen und feuchtigkeitsspendende Optionen wie Wasser, Kräutertees und kleine Portionen kaliumarmer Früchte auszuwählen.

8. Berücksichtigen Sie individuelle Bedürfnisse: Jeder Mensch mit CKD ist einzigartig, daher ist es wichtig, Ernährungsempfehlungen auf den

individuellen Gesundheitszustand, das Stadium der Nierenerkrankung, Medikamente und andere Faktoren abzustimmen. Regelmäßige Überwachung und Kommunikation mit Gesundheitsdienstleistern und Ernährungsberatern sind der Schlüssel zur Gewährleistung eines ausgewogenen und personalisierten Ernährungsplans.

Tipps zum Essen gehen

Essen gehen kann angenehm und bequem sein, aber es kann auch eine Herausforderung für Menschen mit chronischer Nierenerkrankung (CKD) sein, die einen bestimmten Diätplan befolgen müssen. Hier sind einige Tipps zum Navigieren in Restaurantmenüs bei gleichzeitiger CNE-Verwaltung:

1. Planen Sie im Voraus: Bevor Sie in ein Restaurant gehen, schauen Sie sich online die Speisekarte an, sofern verfügbar. Suchen Sie nach Gerichten, die nierenfreundlich sind und Ihren Ernährungseinschränkungen entsprechen. Viele Restaurants bieten Nährwertinformationen an, die Ihnen dabei helfen können, fundierte Entscheidungen zu treffen.

2. Passen Sie Ihre Bestellung individuell an: Zögern Sie nicht, Ihren Kellner um Änderungen zu bitten, die Ihren Ernährungsbedürfnissen entsprechen. Bestellen Sie gegrillte oder gebackene Gerichte anstelle von Frittierten, fragen Sie nach Saucen und Dressings als Beilage, um Natrium und Phosphor zu kontrollieren, und ersetzen Sie kaliumreiche Beilagen durch kaliumärmere Alternativen wie gedünstetes Gemüse oder einen Beilagensalat.

3. Achten Sie auf die Portionen: Die Portionen im Restaurant sind oft größer als das, was Sie zu Hause essen würden, was dazu führen kann, dass Sie zu viel essen und überschüssige Nährstoffe zu sich nehmen. Erwägen Sie, ein Hauptgericht mit einem Tischnachbarn zu teilen oder um eine halbe Portion zu bitten, um die Portionsgrößen zu kontrollieren und ein Übermaß zu vermeiden.

4. Wählen Sie nierenfreundliche Optionen: Entscheiden Sie sich für Gerichte mit mageren Proteinquellen wie gegrilltem Hähnchen, Fisch oder Tofu; Vollkornprodukte wie brauner Reis oder Quinoa; und viel Gemüse. Vermeiden Sie Lebensmittel mit hohem Natrium-, Phosphor- und Kaliumgehalt, wie verarbeitetes Fleisch, cremige Saucen und stark gewürzte Gerichte.

5. Begrenzen Sie die Zugabe von Phosphor mit hohem Phosphorgehalt: Seien Sie vorsichtig bei Belägen und Gewürzen, die möglicherweise viel Phosphor enthalten, wie Käse, Speck und Gurken. Bitten Sie darum, diese Speisen als Beilage zu Ihrer Mahlzeit zu servieren oder wegzulassen, um die Phosphoraufnahme zu reduzieren.

6. Trinken Sie mit Bedacht: Achten Sie auf die Auswahl Ihrer Getränke und entscheiden Sie sich für nierenfreundliche Optionen wie Wasser, Kräutertee oder ungesüßten Eistee. Begrenzen oder vermeiden Sie zuckerhaltige Getränke, Alkohol und kaliumreiche Getränke wie Orangensaft und Tomatensaft.

7. Kommunizieren Sie mit Ihrem Server: Wenn Sie bestimmte Ernährungseinschränkungen oder Bedenken haben, zögern Sie nicht, diese Ihrem Server mitzuteilen. Sie können Ihnen dabei helfen, auf Ihre Bedürfnisse einzugehen und Informationen zu Menüpunkten und Zubereitungsmethoden bereitzustellen.

8. Üben Sie die Portionskontrolle: Auch wenn es verlockend ist, sich mit Vorspeisen, Desserts und Extras zu verwöhnen, achten Sie auf Mäßigung, um den Verzehr von überschüssigen Kalorien, Natrium und anderen Nährstoffen zu vermeiden. Erwägen Sie, ein Dessert mit Ihren Essensbegleitern zu teilen oder die Hälfte Ihrer Mahlzeit für später aufzuheben.

Hydratisiert bleiben

Eine ausreichende Flüssigkeitszufuhr ist für die Nierengesundheit unerlässlich, insbesondere für Personen mit chronischer Nierenerkrankung (CKD). Die richtige Flüssigkeitszufuhr hilft, die Nierenfunktion aufrechtzuerhalten, die Körpertemperatur zu regulieren, Giftstoffe auszuspülen und die allgemeine Gesundheit und das Wohlbefinden zu unterstützen. Hier sind einige Tipps, wie Sie bei chronischer Niereninsuffizienz ausreichend Flüssigkeit zu sich nehmen können:

1. Überwachen Sie die Flüssigkeitsaufnahme: Abhängig von Ihrem CNI-Stadium und Ihrem individuellen Gesundheitszustand müssen Sie möglicherweise Ihre Flüssigkeitsaufnahme überwachen, um eine Flüssigkeitsüberladung zu verhindern und den Flüssigkeitshaushalt aufrechtzuerhalten. Arbeiten mit

Überwachung Ihrer Gesundheit

Bei der Behandlung einer chronischen Nierenerkrankung (CKD) ist eine regelmäßige Überwachung Ihres Gesundheitszustands unerlässlich, um Veränderungen der Nierenfunktion zu verfolgen, Symptome zu lindern und Komplikationen vorzubeugen. Hier sind einige wichtige Aspekte, die es zu überwachen gilt:

1. Blutdruck: Hoher Blutdruck kann Nierenschäden verschlimmern, daher ist es wichtig, Ihren Blutdruck regelmäßig zu überwachen. Streben Sie einen Zielblutdruck von weniger als 130/80 mm Hg an, wie von medizinischen Fachkräften empfohlen.

2. Nierenfunktionstests: Ihr Arzt kann Bluttests anordnen, um den Kreatininspiegel, den Blut-Harnstoff-Stickstoff (BUN) und die glomeruläre Filtrationsrate (GFR) zu messen und so die Nierenfunktion zu beurteilen. Mithilfe dieser Tests können Sie das Stadium Ihrer CKD bestimmen und Behandlungsentscheidungen treffen.

3.	Urintests:	Urintests	wie	Urinanalyse	und Urin-Albumin-Kreatinin-Verhältnis (UACR) können Aufschluss über Nierenschäden und Proteinaustritt im Urin geben. Die Überwachung des Proteinspiegels im Urin hilft, das Fortschreiten der Nierenerkrankung zu erkennen und Behandlungsstrategien zu steuern.

4. Elektrolytspiegel: Die Überwachung des Elektrolytspiegels, einschließlich Kalium, Phosphor und Kalzium, ist für Menschen mit chronischer Nierenerkrankung wichtig, um Ungleichgewichte zu verhindern, die zu Komplikationen wie Knochenerkrankungen und Herzproblemen führen können.

5. Blutzuckerspiegel: Personen mit chronischer Nierenerkrankung haben ein erhöhtes Risiko, an Diabetes zu erkranken, der die Nieren weiter schädigen kann. Die Überwachung des Blutzuckerspiegels und die Aufrechterhaltung einer strengen Blutzuckerkontrolle sind für die Vorbeugung von diabetesbedingten Komplikationen unerlässlich.

6. Symptome und Komplikationen: Achten Sie auf Symptome wie Müdigkeit, Schwellung, Veränderungen der Urinausscheidung, Übelkeit und Atembeschwerden, da diese auf eine Verschlechterung der Nierenfunktion oder Komplikationen hinweisen können, die ärztliche Hilfe erfordern.

7. Medikamentenmanagement: Behalten Sie den Überblick über Ihre Medikamente, einschließlich Dosierungen und aufgetretener Nebenwirkungen. Besprechen Sie alle Bedenken oder Änderungen bei der Medikation mit Ihrem Arzt.

8. Lebensstilfaktoren: Überwachen Sie Lebensstilfaktoren wie Ernährung, Flüssigkeitsaufnahme, Bewegung und Stress, da diese Auswirkungen auf die Nierengesundheit und das allgemeine Wohlbefinden haben können. Gesunde Entscheidungen zu treffen und mit Stress umzugehen, kann dazu beitragen, die Nierenfunktion zu unterstützen und die Lebensqualität zu verbessern.

9 798329 602661